シニアと健康

著

谷田泰枝

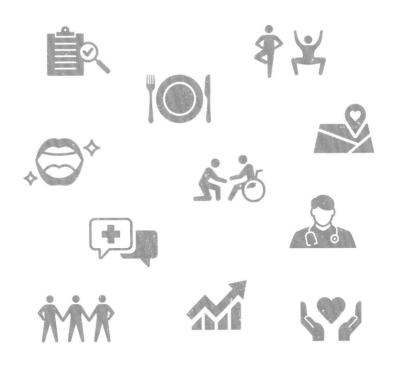

東海教育研究所

はじめに

　わが国は特に進んだ高齢化社会を迎えています[1]．少子高齢化も進んでおり，シニアが健康に生きることは，社会の負担を軽減することになります．健康と要介護の間の状態をフレイルと言います．フレイルの段階で適度な運動，食事，社会参加をすることにより，体力の維持や向上もできることがわかってきました．健康寿命を伸ばし，介護が必要となる期間が短くなるように，色々な政策も検討されて実践されています（地域がいきいき集まろう！　通いの場　厚生労働省[2]）．各市町村でも，介護予防のための様々な企画がなされています．

　高齢になり体の機能が衰えていくことは，誰にでもおこりうることで，介護は身近なことになっています．高齢者の増加，介護期間の長期化・重度化，核家族化，介護する人の高齢化などにより，従来の高齢者福祉制度では限界が出てきました．そこで社会全体で支え合う仕組みが求められ，介護保険法が2000年に施行されました．

　この制度には，多種のサービスがあり，利便性もあり，多くの人が恩恵を受けています．サービスを利用させてもらいながら，部分的にでも，可能な限り自立した日常生活を送ることができるようにしたいものです．

　私たちに身近な制度に地域包括支援があります．この制度は病院で治療後の患者さんが，再度状態が悪くなって入院されることを見て，医療，看護，介護，生活支援の大事さを唱えられて作られた制度です．この概念が今日の介護の制度につながっています．

目次

第 **1** 章

高齢者の健康と
フレイル予防

高齢者の健康とフレイル予防

　わが国の平均寿命は男性81.64歳，女性87.74歳でともに過去最長に
なっています[1]．平均寿命と健康寿命の差をみると，男性は健康寿命が
平均寿命より約9年短く，女性は約13年短くなっています（図表1）[3]．
この男性が9年，女性が13年という期間に，支援や介護を受けること
が多いと思われます．

　フレイルとは，活動的な生活をしている健康な状態と要介護状態との
間の状態です[4]（図表2）．フレイルの前段階の状態をプレフレイルと

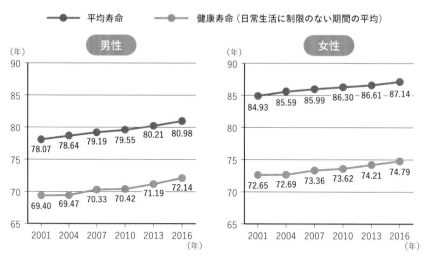

資料：平均寿命については，2010年につき厚生労働省政策統括官付参事官付人口動態・保健社会統計室「完全生
命表」，他の年につき「簡易生命表」，健康寿命については厚生労働省政策統括官付参事官付人口動態・保
健社会統計室「簡易生命表」，「人口動態統計」，厚生労働省政策統括官付参事官付世帯統計室「国民生活基
礎調査」，総務省統計局「人口推計」より算出．

図表1　平均寿命と健康寿命の推移
　　　　（令和2年版厚生労働白書 厚生労働省）（mhlw.go.jp）[3]

言います[4]（図表2）．フレイルが進行すると，身体の回復力や抵抗力が低下するだけでなく，感染症が重症化しやすい傾向があります[5],[6]．

　高齢になり運動不足になると，食欲がなくなります．食べないでいると，低栄養状態になり体に不調をきたします．以前は，加齢による体の衰えは防げないと思われていました．しかし，フレイルの段階で早めに対処すれば，様々な機能を取り戻せることがわかってきています[7],[8]．フレイルの予防策として3つの行動が提唱されています．運動，食事，社会参加です[7],[8]．「孤立」もフレイルを招く要因であることがわかってきています．週1回は誰かと交流することがよいといわれています[7]．日々の生活習慣を見直すことにより，改善する例が見られるので[8]，予防の意識を持って取り組むことが肝要です．フレイルは早期発見と早期対策が大事です．

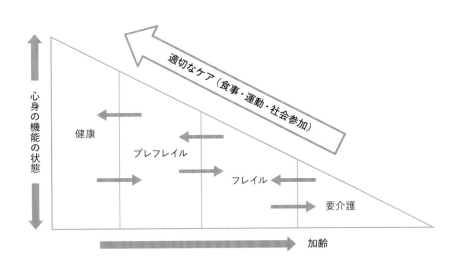

図表2　フレイルとは健康と要介護の中間
（大阪府後期高齢者医療広域連合，元気高齢者のための健康長寿ガイドブック，特集フレイルを予防しよう［運動編］令和5年度版[4]をもとに作成）

フレイルのチェック

　自立→フレイル→要介護への進行を遅らせるために，フレイル・チェックをし，自分がフレイルかどうかを調べる簡単な方法があります．以下の５項目のうち，３つ以上揃うとフレイルと評価されます[9]．１つか２つに該当する場合は，プレフレイル（フレイルの前段階），いずれも該当しない場合はロバスト（健康）と評価されます[9]．最近，改訂された日本版フレイル基準（J-CHS 基準）によると，以下のようになります[9]．

改訂日本版フレイル基準（J-CHS 基準）[9]
1．体重減少：６ヶ月で，２kg 以上の意図しない体重減少
2．握力：筋力低下：男性＜28 kg，女性＜18 kg
3．疲労感：この２週間わけもなく疲れたような感じがする
4．歩行速度：通常歩行速度＜1.0 m ／秒
5．身体活動
　　1．軽い運動・体操をしていますか？
　　2．定期的な運動・スポーツをしていますか？

＊　＊　＊

　わが国は長寿国で，少子高齢化が進んでおり，シニアの健康は大事です．誰でも高齢になれば体の機能が衰えていきます．「物の名前がでてこなくなった」「何度も同じ質問をするようになった」などの兆候があれば，軽度認知障害（MCI）のサインかもしれません．症状が軽い段階から適切な治療やケアを受けることで，症状を軽減したり進行を遅らせることができる場合もあります[10]．「適度な運動（第２章参照）・バランスのよい食事（第３章参照）・人とのふれあいを心がける（第６章参

照）」により，生活機能低下は防げるので認知症予防につながります．

　介護サービスを受けるには，要支援度，要介護度を認定してもらい，その度合に応じたサービスを提供してもらうことになっています．それらはすべて，厚生労働省の指針にしたがって決められます．本書の介護に関しては，厚生労働省のホームページを参照して執筆しています．

　団塊の世代が75歳以上となる2025年を目途に，介護予防の策でもある総合事業の構築が進められています．その状況にあり厚生労働省の指針が変わることがあります．厚生労働省のホームページもリニューアルされますので，その都度調べてください．介護予防や介護に関して疑問や，不安があれば，住居地の市区町村の地域福祉課，地域包括支援センター[11] に問い合わせて下さい．

第**2**章

フレイル予防のための
運動

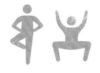

足腰が衰えると転んで骨折しやすくなり，高齢者では介護が必要になることが多いようです[12]．移動の最もよい手段は歩くことなので，まずは足腰を鍛えましょう．具体的には体を上下に動かすスクワット，爪先立ち，片脚立ち，足踏み運動などが効果的です．できることを，無理をせずに行いましょう．手すりや椅子につかまり行うのもよいです．多くの市町村で介護予防のための体操動画が配信されていますので，ぜひ活用してください（厚生労働省，「ご当地体操マップ」[2]）．

フレイル予防のための運動

①**スクワット**：下肢筋力をつける効果があります．肩幅より広めに足を広げ，つま先を30度くらい開き，膝がつま先より出ず，足の人差し指の方向に向くようにして，お尻を後ろに引くように身体をしずめ，もどします．これを1日3回，深呼吸するペースで1セット，初めは3〜5回を目安に行い，回数を増やしていきます．

②**ワイドスクワット**：スクワットより大きな効果が得られます．足を広めに開き四股を踏むように腰を落とします．膝を曲げたあと腰をもどす時に肛門をキュッと締めれば，骨盤底筋のトレーニングもできて尿漏れ予防にもつながります．

③**椅子すわりスクワット**：負荷の少ないスクワットです．椅子に座ったり立ったりします．できる範囲で回数を増やしていきましょう（図表3．①）．

④**爪先立ち**：椅子などつかまるものがある場所で，両足のかかとをゆっくり上げて，2秒間ほど保ってから下げます．徐々に回数を増やすとよいでしょう（図表3．②）．

⑤**片足立ち**：姿勢をまっすぐにして立ち，転倒しないようにつかまるものがある場所で，床につかない程度に片足を上げます．1日3回，左

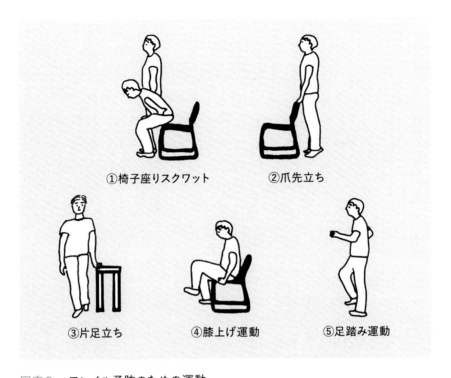

①椅子座りスクワット　　②爪先立ち

③片足立ち　　④膝上げ運動　　⑤足踏み運動

図表3　フレイル予防のための運動
（堺市「めざそう！ みんなで！ 健康長寿！ 『あ・し・た！ 体操』」[13] を一部改変）

右1分ずつを目安に行いましょう．バランス能力をつける効果があります（図表3．③）．

⑥膝上げ運動：椅子に座って太ももを上げます（図表3．④）

⑦足踏み運動：前を向いて姿勢よく立ち，太ももを上げて，その場でゆっくり足踏みをします（図表3．⑤）．

　無理をしないで気長に行いましょう．不安があれば，安定した椅子やテーブルを補助に使いましょう．

自宅で体を動かしておかないと，日常生活動作がしにくくなり，疲れやすくなります．ラジオ体操（3分間）や，テレビ体操（5分～10分間）も放映されているので，視聴して短時間でも体を動かしましょう．体操は長期間にわたり繰り返し行うことが効果的で，無理のない範囲で続けましょう．屋外の公園などで，朝のラジオ体操が行われている地域もあります．筋肉を強くするビタミンDを活性化させるには日光を浴びるとよいので，十分な感染予防対策のもと，30分程度の散歩をするのもよいでしょう．ウォーキングは前方を見て，手を後ろに振って歩くと姿勢がよくなります．安全確保のために杖や手押し車を使って歩くのもよいです．補助具を使う自立でも運動はフレイル予防に役立ちます．

転倒予防

　なぜ転倒予防をしなければならないのでしょうか？　高齢者は若年者と違って骨粗鬆症になりやすく，骨折しやすくなっています[14]．50歳以上になると男性の5人に1人，女性の3人に1人が骨折をしています[15], [16]．

　骨粗鬆症で骨がもろくなった高齢者が骨折しやすい部位として以下の4ヶ所があります．
①脊椎椎体骨折（背骨の圧迫骨折）：尻もちをついたり，重いものをもったりして骨折することがあります．
②橈骨遠位端骨折（手首の骨折）：転倒時に手をついた時に，手首の骨が折れることがあります．
③上腕骨近位端骨折（肩関節近くの上腕骨の骨折）：転倒時に肩を地面や床にぶつけた時に，骨が折れることがあります．
④大腿骨頸部骨折（股関節のつけ根の骨折）：転倒や転落により，足のつけ根の股関節にある大腿骨を骨折します．

高齢者の骨折する原因の多くは転倒です[14]．足のつけ根の大腿骨骨折の患者さんのうち，約60％の人は1年後も動作の補助を必要としています[17]．

　背骨や大腿骨は体を支える骨です．骨折すると，立つ・歩くなどの日常生活動作に影響が出て，骨折以前と同様の生活が送れないことがあります．長期間の安静が必要となれば，寝たきりや要介護状態になることもあります．予防はできても，治せない病気や怪我もあります．足や腰を強くして，転ばないようにしましょう．

第3章

フレイル予防のための食事

75歳以上の後期高齢者が要介護状態になる原因の一つには，低栄養化に伴う衰弱があります[18]．高齢になると，食が細くなり，必要な栄養素が不足しがちになります．一人暮らしの高齢者は食事の品数も減り，食品も偏り低栄養に陥りやすくなります．低栄養を予防し，免疫力を低下させないためには，バランスのよい食事を心がけ，しっかり栄養をとることが大事です[18]．

バランスのよい食事

　朝昼晩3回の食事のうち少なくとも2回は主食，主菜，副菜を摂りましょう．摂取量の目安は，「手ばかり栄養法」がわかりやすいです[19]．体の大きさと必要なカロリーは比例していると考えられています．一般的に背の高い人は手が大きく，背の低い人は手が小さいことを利用して，手を使って自分の適量を知る方法です．手の大きさに合った量が自分の食事量の目安になります．片手の手のひら，両手1杯などとして量ることを「手ばかり」と呼んでいます[19]．

主食

　主食はエネルギーの供給源であり，ご飯，パン，麺類などの炭水化物です．1食のご飯の量は握りこぶしくらいです（食パン5枚切り1枚，うどん一玉）．活動量により変わります．

主菜

　主菜はタンパク質や脂肪の供給源であり，魚，肉，大豆製品などです．筋肉量を維持するためには，タンパク質の摂取がもっとも大事です．タ

ンパク質の多い食物としては，魚介類，肉類，大豆製品，卵，チーズなどがあげられます．手ばかり栄養法で1食のタンパク質の多い食物の摂取量は，片手のひら（指は含まない）にのるくらいがよいとされています[19]．個々の食品のタンパク質含有量は，それぞれ異なります（図表4）．肉類，魚介類は重さの約20%がタンパク質です（図表4）．ちくわ，かまぼこ，納豆，牛乳，チーズ，ソーセージ，パックごはん，食パン，小豆あんなどの食品の多くには，栄養成分表が外装に印刷され，タンパク質含有量も表示されています．ちくわ1本当たりのタンパク質含有量はおよそ2.4gです（図表5）．食パン1枚（5枚切り）当たりのタンパク質含有量は約7.1gです（図表6）．

　1日に摂取した食物のタンパク質含有量を足し算します．65歳以上では体重1kg当たり約1gのタンパク質を，摂取することがよいとされ

食品	タンパク質含有量
牛肉もも　100g	19.5g
鶏肉もも　100g	16.2g
鮭　80g（1切れ）	17.9g
まぐろ刺身　60g（5切れ）	15.8g
カニかまぼこ　100g	12.1g
納豆　40g（1パック）	6.6g
ヨーグルト　100g	4.3g

食品	タンパク質含有量
豚肉ロース　100g	19.3g
卵　50g（1個）	6.2g
さば　80g（1切れ）	16.6g
イワシ丸干し　100g	32.8g
木綿豆腐　100g	6.6g
牛乳　200ml	6.6g
スライスチーズ　1枚	6.6g

図表4　食品中のタンパク質含有量
（文部科学省 食品成分データベース参照[20]）

お召し上がり方

- そのままわさび醤油をつけて。
- ひじきの煮物やチャーハンの具などに。
- 酢の物、麺類の具などに。

栄養成分表示 1本 (23g) 当たり	
エネルギー	24kcal
タンパク質	2.4g
脂質	0.1g
炭水化物	3.4g
糖質	3.4g
食物繊維	0g
食塩相当量	0.5g

※1本は約23gです。
※食品表示基準に基づき100kcal当たり8.1g以上を高たんぱくとしています。

図表5　ちくわの栄養成分表示

1斤5枚スライス
1斤は340g以上です。

栄養成分表示（1枚当たり）	
熱　　　量	204　kcal
タンパク質	7.1　g
脂　　　質	3.2　g
炭 水 化 物	36.7　g
食塩相当量	0.9　g

この表示値は、目安です。

図表6　食パンの栄養成分表示

ています[18]．元気に過ごすためには，適度な筋トレとタンパク質摂取のセットが，鍵となります．高タンパク食品を上手に活用しましょう．腎臓病などの人は，タンパク質の摂取量について主治医，病院栄養士に相談しましょう．

副菜

　副菜はビタミンやミネラルの供給源です．野菜やキノコ，海草などを使い小鉢物とよばれます．野菜は，ビタミンやミネラル，食物繊維を多く含んでいます．野菜の1日の摂取量は約350ｇあればよいとされていますが，わが国の野菜類平均摂取量は，成人男性は約288.3ｇ，成人女性は約273.6ｇです[21]．手ばかり栄養法で1食の野菜の摂取量は，色々な野菜，キノコ，海藻を取り混ぜて両手のひら（指を含む）一杯ぐらい

です[19]．野菜はゆでる，レンジ加熱すると，かさが減り食べやすくなります．

カルシウム，ビタミンD，亜鉛

　フレイル予防に必要な栄養素には，カルシウム，ビタミンD，亜鉛もあります．カルシウムは骨や歯を作り，骨粗鬆症の予防になり，骨折を防ぎます．カルシウムの多い食品として，牛乳，ヨーグルト，チーズ，シラス干し，納豆，木綿豆腐，ひじき，小松菜などがあります．カルシウムの1日の推奨摂取量は650〜700 mgです（厚生労働省「日本人の食事摂取基準」2020版[18]）．1日に牛乳（200 cc），ヨーグルト，チーズなどを摂取しましょう．

　ビタミンDはカルシウムの吸収をよくする働きがあり，骨を強くします．ビタミンDの多い食品としては，鮭，サンマ，ブリ，乾キクラゲ，干し椎茸，卵があります．ビタミンDは日光浴により皮膚に含まれているプロビタミンからも産生されます．

　亜鉛は味覚を正常に保ち，免疫力を高めます．亜鉛の多い食品は牡蠣，カニ，牛肉，ココアなどです．

様々な食品を食べよう

　様々な食品を食べることで，栄養状態を良好に保つことができ，フレイル予防につながります[22]．

　体の機能や筋肉・体力の維持には，1日で以下の10の食材のうち，最低でも4点以上，できれば7点以上を摂取するのが望ましいとされています[23],[24]．食べることは生きることです．

　図表7のごちそうシートを使って，摂れた食品に〇をつけていくのも

	肉	魚	卵	乳製品	油	大豆製品	野菜	芋	果物	海草	○の合計
1日目											
2日目											
3日目											
4日目											
5日目											
6日目											
7日目											
○の合計											

図表7 ごちそうシート
（熊谷修 介護されたくないなら粗食はやめなさい――ピンピンコロリの栄養学
（講談社2011）[24] を一部改変）

よい方法です．

　料理を作る気力がない時は，市販の惣菜や缶詰，冷凍食品，レトルト食品，カット野菜なども積極的に利用しましょう．電子レンジ料理も便利で，料理法はテレビやネットでも，調べることができます．バランスの整った配食弁当なら主食，主菜，副菜を上手に摂取できます．コロナ禍でデリバリーの料理を注文する人が増えています．食生活にも変化が見られます．

　食物を購入するのが不便な，食料品アクセス困難者は，炭水化物の摂取量が多くなる傾向があるといわれています[25]．宅配や移動販売なども利用し，バランスのよい食事を摂取するように心がけましょう．

栄養指導

栄養指導

　食生活に疑問や不安があるときは，栄養指導を受けるとよいでしょう．食の悩み・問題・疾患などに合わせて，栄養士に食事内容や量，食材の選び方，調理法などの指導をしてもらえます．

●**一般市民の方**　保健センター（保健所）の食生活相談で，栄養士による栄養指導が受けられます．

●**療養中の方**　医師の指示のもと，病気の経過観察をして，病院の栄養士による栄養指導が受けられます．

BMI

　BMI は肥満・やせの具合を評価する指標です．身長と体重から算出できます．

$$BMI = 体重（kg）÷\{身長（m）× 身長（m）\}$$

　BMI が18.5未満が「低体重（やせ）」，18.5以上25未満が「普通体重」，25以上が「肥満」とされています．BMI が22になる時の体重が標準体重で，最も病気になりにくい状態であるとされています．高齢者はBMI の20以下が低栄養傾向とされます．65歳以上の高齢者の低栄養傾向の者（BMI $\leq$ 20）の割合は男性10.3％，女性20.3％であり，この10年間で有意な増減はありませんが，年齢別にみると，男女とも85歳以上でその割合が多くなり，低栄養の傾向がみられます（厚生労働省「国民健康・栄養調査」令和元年[21]より）．

　高齢者が肥満になると，股関節や膝関節への過剰な荷重がかかるため，変形性関節炎や腰痛症の原因となり，歩行や階段の上り下りなどが困難

になりやすく，日常生活に不便をきたしやすくなります[26].

アルブミン

　アルブミンは血液中に含まれるタンパク質の一種で，タンパク質の栄養状態を評価する指標です．4.0 g/dL を下回ると，栄養不足の恐れがあります．

第4章

オーラルフレイル

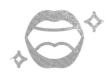

加齢により，噛む機能や飲み込む機能の低下，滑舌の低下，食べこぼしが増えてくるなど，口腔機能が低下してきた状態がオーラルフレイルです．舌，唇，ほほ，喉の筋肉をきたえる運動があります．行いやすいものを選んで続けましょう．「歌を歌う」，「早口言葉を言う」，「友人や家族とおしゃべりする」などもです．刻んだナッツ類やキノコなど，少し噛み応えのある食材を摂取すると，噛む練習になります．食事をしている間は，食べることに専念しましょう．他のことを考えたりすると，むせんだりして誤嚥につながることがあります．姿勢を正してあごを引き，よく噛んで食べましょう．

パタカラ体操（嚥下機能回復運動）[27]

パタカラを3回から10回発声する[27]．

「パタカラ，パタカラ，パタカラ，……パタカラ，パタカラ」

①口を上下に大きく開いて破裂音で「パ」（食べ物を口からこぼさない唇の働き）

②舌を上顎の中，上部に巻き付けるように「タ」（食べ物を押しつぶす・飲み込む舌の働き）

③舌を口の中，下部に押し付けるように「カ」（誤嚥せずに食べ物を食道へと送る筋肉の働き）

④舌を丸め，舌先を上の前歯の裏につけて「ラ」（食べ物をのどの奥へと運ぶための舌の筋肉トレーニング）

ウー，イー体操（唇を中心とした口の体操）[27]

①口をすぼめて「ウー」

②「イー」と横に開く

ウー，イー体操は1日に10回くらい行い，続けるのがよいとされています[27]．

口腔の体操（グー，パー，グルグル，ゴックン，ベー）[28]

①グー：目を閉じグーと言う．（図表8．①）
②パー：目を開け上を向きパーと言う．（図表8．②）

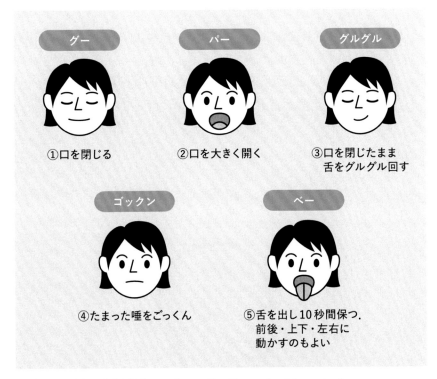

図表8　口腔の体操（グー，パー，グルグル，ゴックン，ベー）
（一般社団法人 神奈川県歯科医師会「オーラルフレイルハンドブック（県民向け）第1版」平成31年[28] を改変）

③グルグル：口を閉じ舌をグルグルまわす．（図表8．③）

④ゴックン：唾液をゴックンと飲む．（図表8．④）

⑤ベー：舌を下方に出し10秒間保つ．上下，左右に動かすのもよい．
（図表8．⑤）

　グー，パー，グルグル，ゴックン，ベーは1日に3回くらい行うとよ
いとされています．

ブクブク・ガラガラ[27]

　ブクブクは水を少し含んで口をしっかりつぼめ，頬をふくらませて行
います．ガラガラは斜め上を向いて普段より長めに行います．口や頬の
筋肉を意識して上手に使うと効果的です．食事の後などに行いましょ
う[27]．

唾液腺マッサージ

　唾液腺には耳下腺，舌下腺，顎下腺があります（図表9）．マッサー

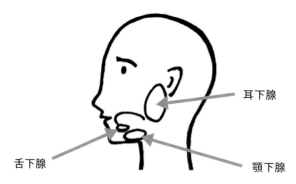

図表9　耳下腺，顎下腺，舌下腺の位置

ジをして唾液を出やすくしましょう．食事の前や，喉が渇いた時などにも行うとよいです．
①耳下腺マッサージ：親指以外の4本を耳の下に当てて，後ろから前へと押さえながらまわしましょう．
②舌下腺マッサージ：両手の手の平を合わせて，両手の親指で顎の下を突き上げるように押しましょう．
③顎下腺マッサージ：親指以外の4本の指の腹で，耳の下から顎にかけて，押さえながら移動させていきましょう．

口腔の手入れ（歯科衛生）

　毎食後と寝る前に歯磨きをしましょう．定期的にかかりつけの歯科医師の検診を受けて，自分では取り除けない歯垢（プラーク）や歯石などを除去してもらいましょう．口腔機能低下の予防につながります．歯が抜けることも，オーラルフレイルに関係しています．80歳で自分の歯が，20本以上ある8020運動を達成した人の割合が，平成23年調査の40.2％から，平成28年調査では51.2％に増加しており，これは最も成功した，健康のための国民運動の一つといわれています[29]．年齢別平均現在歯数の実態調査によると，70歳頃を境に20本以下になる人が多いです[29]．自分の歯で食べるために必要な歯の数が約20本とされ，それを下回ると，著しく噛む力が低下するといわれています．肉や繊維質の野菜など，噛み応えのある食材を選んでよく噛んで食べることを意識し，食事の質を維持するようにしましょう．唾液は噛むことで出ます．唾液が出にくくなると消化力も弱ってきます．唾液は口腔内の雑菌の繁殖を防ぐ力があるので，噛まないことによる唾液の減少も，オーラルフレイルを加速する原因となります．自分の歯を残すことは食事を楽しめるだけでなく，全身の健康につながり，歯の数が多い人ほど健康寿命が長くなるようで

す[30]．歯の数が減っても義歯で補いましょう．歯のきれいな人は，清潔感があり美しく感じられます．

第5章

健診と検診

健診と検診

　健診と検診は健康な人が受けるもので，定期的に受けることが望ましいです．病気が見つかれば，治療を始めることができます．

　健診は健康診断の略であり，健康状態を診断するものです．会社で行う定期健診や，特定健診（特定健康診査）があります．肥満はないか，血圧は正常かなど，体の全体的なチェックをして，生活習慣を見直すことが目的です．

　検診はがん検診，歯科検診など，特定の臓器などを検査して，病気を早期に発見することを目的としています．検診は症状のない人が対象で，ターゲットとなる病気を発見するために行われるものです．症状のある人は診断→治療となります．

がん検診

　がん検診には，市区町村の住民検診と任意型検診（個人で受ける人間ドックなど）があります．いずれもがんによる死亡率を下げるためのものです．国民の2人に1人ががんに罹患しています[31]．新型コロナウイルスの感染を懸念し，がん検診受診者数（2020年1月〜12月）は前年比30.5％減になっています[32]．各自治体よりがん検診の重要性が呼びかけられています．

　がんは見つけて治しやすいタイミングがあり（図表10）[33]，がん検診で見つかることが多くあります[34]．がん検診は，科学的な方法によってがん死亡率の減少が検証されており，国が推奨するがん検診は以下の5種類があります[34]．

①**胃がん検診**　50歳以上を対象に2年に1回の受診を推奨（X線検査のみ40歳以上を対象に毎年実施可能）．

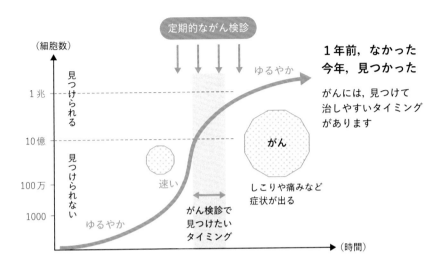

図表10　がんには見つけて治しやすいタイミングがあります
（「がん情報サービス」³³⁾をもとに作成）

②子宮頸がん検診　20歳以上の女性を対象に2年に1回の受診を推奨.
③肺がん検診　40歳以上を対象に毎年の受診を推奨.
④乳がん検診　40歳以上の女性を対象に2年に1回の受診を推奨.
⑤大腸がん検診　40歳以上を対象に毎年の受診を推奨.

　がん検診では，「がんの疑いあり（要精密検査）」か「がんの疑いなし（精密検査不要）」かについて調べ，精密検査が必要（要精密検査）という結果が出た場合は，精密検査まできちんと受けることで，初めて効果（死亡率減少）に結びつきますので，必ず受診するようにしましょう.
がん検診は，「がんがある」「がんがない」ということが判明するまでのすべての過程を指します³⁴⁾（図表11）.

29

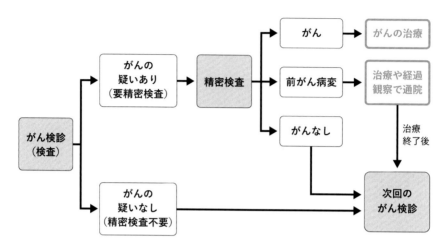

図表11　がん検診の流れ
（国立がん研究センター「がん情報サービス」[34] より引用）

　がんの厄介なところは，早期には自覚症状がほとんどなく，症状がみられる頃には病状が進行していることが多いことです．早期のがんは検診により発見されることが多く，早期に発見し治療すると予後が良好になりやすい傾向があります[33), 34)]．医療技術の進歩により，「がん＝死ではない時代」になりつつあります．がんの生存率は多くの症例で上昇してきています[31)]．治療を受け，その後いかに生きるかが重要です．全国にあるがん相談支援センターで，診断，治療，その後の療養生活，社会復帰など，生活全般にわたる相談を無料でできます[35)]（図表12）．全国のがん診療連携拠点病院，小児がん拠点病院，地域がん診療病院に設置されています．がんに詳しい看護師，ソーシャルワーカーが対応します．面談と電話応対があります．

「がん相談支援センター」に相談ができることの例

検査・治療・副作用
- 自分のがんや治療について詳しく知りたい
- 担当医から提案された以外の治療法がないか知りたい
- セカンドオピニオンを受けたいが、どこに行けばよいか

医療者とのコミュニケーション
- 担当医の説明が難しい
- 医療者に自分の疑問や希望をうまく伝えられない
- 何を聞けばよいのかわからない

経済的負担や支援について
- 活用できる助成・支援制度、介護・福祉サービスを知りたい
- 介護保険の手続きを知りたい
- 仕事や育児、家事のことで困っている

がんの予防や検診について
- がん検診はいつ、どこで受けられるか
- がん検診で再検査の通知がきて、不安でたまらない

療養生活の過ごし方
- 治療の副作用や合併症と上手に付き合いたい
- 自宅で療養したい

社会との関わり
- 病気について、職場や学校にどのように伝えればよいか
- 仕事を続けながらの治療はできるか

家族との関わり
- 家族にどう話していいかわからない
- 家族の悩みも相談したい

患者さんやご家族の心のこと
- 気持ちが落ち込んでつらい
- 思いを聞いてもらいたい

緩和ケア
- 地域で緩和ケアを受けられる病院はあるか
- 治療を続けながら緩和ケアを受けるにはどうしたらよいか

図表12　「がん相談支援センター」に相談ができることの例
（国立がん研究センター「がん情報サービス」[35]より引用）

第**6**章

フレイル予防のための
社会参加

シニアの社会参加

　65歳以上の介護を受けていない高齢者の大規模調査により，フレイルを進行させないためには，適度な運動とバランスのよい食事の他に，人と交流することが効果的であることが，はっきりと示されました[7]．フレイルを招く隠れた要因が「孤立」であり，「週1回は誰かと交流する」など社会参加に努めることが望まれます．日々の生活習慣を見直して，約3ヶ月後に改善した例がみられます[8]．高齢者の社会参加にはウォーキングなどの自主活動，趣味活動や地域のボランティア活動などがあげられます．

　高齢者の就労も支援されています．電話，手紙，オンライン活用などで人と触れ合うなど，自分なりに考えて取り組みましょう．各市町村で，高齢者（65歳以上）向けに様々な企画がされています．「料理教室」，「もの作り教室」，「コーラス」，「体操教室」など多彩なイベントがあります．

エイジレスバレエ

　堺市の介護予防「あ・し・た」プロジェクト[36]では，エイジレスバレエ・ストレッチが採用されています[37]．エイジレスバレエ・ストレッチは以下の3部構成になっています．
① クラシックの音楽を聴きながらリラックスし，身体をゆるめるストレッチをします．
② バレエの体幹トレーニングを取り入れ，少しずつ姿勢をよくしていきます．
③ 音楽のリズムにあわせて，バランス感覚を養うステップを踏みます．音楽があると，体は動きやすくなります（図表13）[36], [37]．

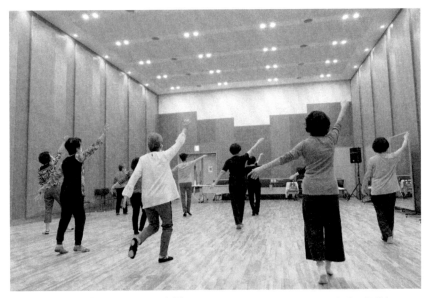

図表13　**エイジレスバレエの光景**（写真：堺サンドイッチキャンパス事務局提供）

　歩ける人には，ほぼ誰にでもできる動きで構成されています．太もも
の筋肉と体幹の筋肉を強くすることで，転びにくくなります．人生最後
の日まで自分の足で歩くことを目指す女性のためのプログラムです[36), 37)]．
　心にはバレエの優雅さへのあこがれの実現，体には健康増進の効果が
あります．しっかりレッスンするのは週1日程度で，姿勢がきれいにな
るコツを会得できたら，日常生活の合間時間（電車乗車中，料理中）の
トレーニングで少しずつ姿勢をよくします[36), 37)]．6ヶ月間のレッスン
で，レッスン前より背筋が伸び，ステップが踏めるようになる人も見ら
れます．体幹バランスがよくなると姿勢改善がみられ，転倒予防につな
がります．この取り組みでは高齢者の自主的に参加しようとする動機づ
けや意欲の向上に効果が見られ，公的機関のサポートもよく，参加者が
増えています[36), 37)]．

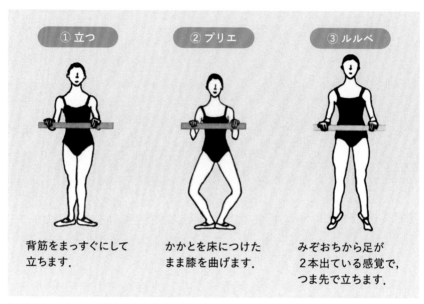

① 立つ	② プリエ	③ ルルベ
背筋をまっすぐにして立ちます.	かかとを床につけたまま膝を曲げます.	みぞおちから足が2本出ている感覚で,つま先で立ちます.

図表14　バレエで練習する基本ポーズ

　一般にバレエで練習する基本ポーズには，筋トレ効果があります．かかとを床につけたまま膝を曲げる「プリエ」（図表14．②）や，つま先で立つ「ルルベ」（図表14．③）は，膝，足首をはじめ下半身を強化できます．

　無理は禁物で，バー，椅子の背などを持つとより安全に行えます．初心者はプロの指導を受けることが望ましいです．

　米国の整形外科学会でバレエのトレーニングは姿勢がよくなり，関節可動性の改善や筋力の強化に効果があり，転倒予防や怪我の予防によいと報告されています[38]．実際にバレリーナが膝の靭帯を負傷するケースは，野球やバスケットボールなどの選手よりはるかに少ないことがわかっています[38]．

第 **7** 章

シニアの健康の
まとめと展望

シニアの社会参加

　2019年12月に発生したとされる新型コロナウイルスの感染が世界規模で拡大し，2020年3月には世界保健機構（WHO）よりパンデミック宣言が，4月にわが国でも緊急事態宣言が発出され，感染拡大を防ぐために，外出自粛が求められました．山田らによるコロナ禍緊急事態宣言発令前の2020年2月に実施された緊急ウエブアンケート調査によると，60歳以上の人たちで，前年に比べ48％の身体活動量が減少，38％が自宅で座っている時間が増えていました[39]．

　二階堂[40]によるコロナ自粛後の身体変化に関するアンケート調査（2020年7月20日〜8月12日）によると，自粛解除から2ヶ月経過していますが，約4割弱の人が通常の状態まで回復していませんでした．「つまずきやすくなった」と答えた人は，40歳代から年代とともに増えていき，80歳代以上では31％です．「速く歩けなくなった（遅足）」と答えた人はより多く，70歳代では37％，80歳代以上では47％となっています（図表15）[40]．新型コロナによって起こった外出自粛後による運動機能の低下による悪影響が，懸念されます．

　インターネットによる調査によれば，多くの高齢者の1週間当たりの身体活動時間は，緊急事態宣言下の2020年4月では2020年1月に比べて約30％減少していました[41), 42)]．

　緊急事態宣言解除後の2020年6月には，家族と同居し，近所付き合いなど社会活動が多い高齢者，家族と同居し社会活動が少ない高齢者，1人暮らしで社会活動が多い高齢者では，その身体活動時間は2020年1月とほぼ同じ割合に戻っていました（図表16）[42]．いっぽう，1人暮らしで社会活動が少ない人は，2020年6月の身体活動時間は2020年1月時点の66％でした（図表16）[42]．一人暮らしで社会との接点が少ない人

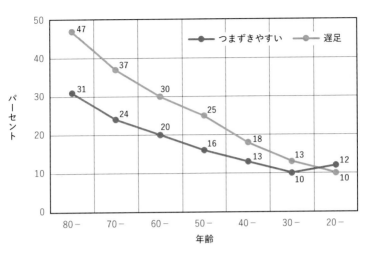

図表15　新型コロナ自粛後の運動機能の低下
（二階堂2020[40)]より改変）

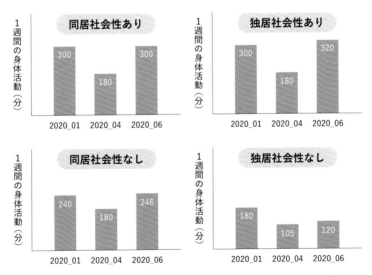

図表16　COVID-19の感染拡大による身体活動時間への影響
（Yamada et al. 2020[42)]より改変）

男子

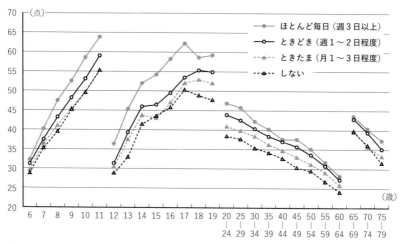

女子

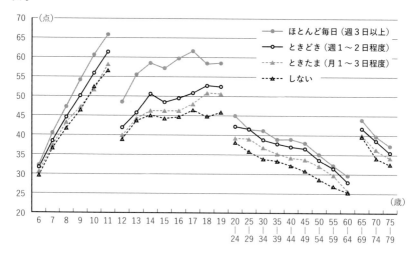

図表17　運動・スポーツの実施頻度別新体力テストの合計点（男子・女子）

（注）１．合計点は新体力テスト実施要項の「項目別得点表」による．
　　　２．得点基準は，６〜11歳，12〜19歳，20〜64歳，65〜79歳で異なる．
（文部科学省平成29年度体力・運動能力調査結果の概要及び報告書43) より引用）

40

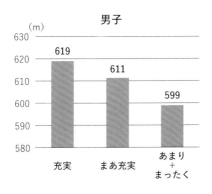

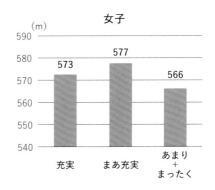

図表18　「生活の充実度」による６分間歩行距離の差違
（スポーツ栄養 web「令和元年度体力運動能力調査」[44]より引用）

は，フレイルになるリスクが大きいのではないかと，懸念されています．

　体力は20歳以降から低下していき，50歳代から低下の度合いが大きくなります[43]．運動・スポーツを行う頻度が高い人は，筋力が保たれるので体力を維持できると考えられています（図表17）．

　日常的に運動している人は，生活が充実していると感じる人が多い傾向があります．週１日以上運動を実施している人は，運動を週１日未満しか実施していない人より，毎日の生活が「充実している」と回答した割合が男女とも多くなっています[44]．生活の充実度と高齢者の運動習慣，および歩行能力にも関連性があり，男女とも生活が「充実している」，「まあ充実している」と答えた人は，６分間歩行の距離が長くなっています（図表18）．また，運動を日常的に行う人はよく歩けることも示されています[44]．

　高齢者を対象とした研究によると，日常における身体活動，文化活動，

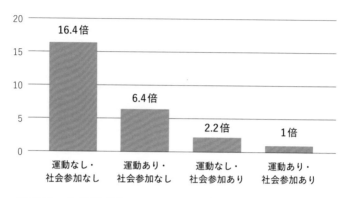

図表19　生活様式とフレイルになる度合い
（介護認定を受けていない65歳以上の4万9238人）
（吉澤ら2019[7）]をもとに作成）

地域活動を実施していないことと，フレイルであることが関連し，あまり活動をしない人は，フレイルになるリスクが高くなる傾向がみられています[7]．フレイル予防には，身体活動の実施が重要ですが，身体活動が困難な高齢者であっても，文化活動や地域活動などといった様々な活動に参加している人は，フレイルの予防につながることがわかってきました[7]．運動と社会参加をしている人のフレイルになるリスクを，1とすれば，運動も社会参加もしない人のフレイルになるリスクは16.4倍にもなっています（図表19）[7]．ここで興味深いことに，運動をして社会参加をしない人は6.4倍のリスクですが，運動をしないで，社会参加をしている人のリスクは2.2倍です．ボランティア，趣味活動や就労をしている人のほうが，フレイルになるリスクが少ないことがわかってきました（図表19）[7]．

　Seinoらによれば[8]，高齢者77人（平均年齢：74.6歳）の方に栄養・運動・社会参加の改善プログラムに参加，非参加に分かれて3ヶ月間協

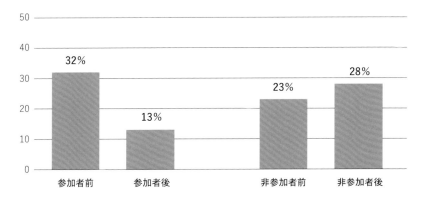

図表20 ３ヶ月間の栄養，運動，社会参加の改善プログラムへの参加者，非参加者がフレイルになる割合の変化
（Seino ら2017[8]）をもとに作成）

力してもらったところ，参加グループで最初はフレイルであった人は32％でしたが，参加後は13％に減り，改善がみられました[8]（図表20）．いっぽう非参加者は３ヶ月の間に，フレイルの人が23％から28％に増加していました[8]（図表20）．

　フレイルになっても，栄養・運動・社会参加を通じて改善を促すプログラムが各地で行われています．これらのプログラムに積極的に参加し，よい食事，適度な運動，社会参加を，意識して行うことが望ましいです．
　2019年に行われた20歳以上の男女の地域社会のつながりの状況に関する調査（厚生労働省）[21]によると，居住する地域の人々が「お互いに助け合っている」と思う人の割合が50.1％で，「地域の人々とのつながりは強い」と思う人の割合は40.2％でした．この２つの項目について，年代が高い人ほど「思う」と，回答した人が多くなっていました[21]．社会活動の参加状況について「町内会や地域行事などの活動」に参加している人の割合が男性42.8％，女性43.4％と最も多く，「ボランティア活

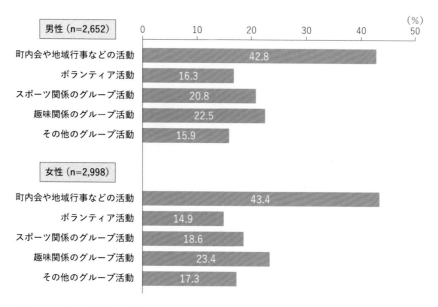

図表21　社会活動に参加している者の割合（20歳以上，男女別）
　　　　※「参加している」は「年に数回」「月1～3回」「週1回」「週2～3回」「週
　　　　　4回以上」と回答した者の合計
　　　　（厚生労働省「令和元年国民健康・栄養調査報告」[21] より引用）

動」，「スポーツ関係のグループ活動」，「趣味関係のグループ活動」，「その他のグループ活動」に参加している人は，いずれも約2割となっています[21]（図表21）．地域の中高年者の社会参加には，共生の意識と社会参加を行おうとする動機が必要です[45]．ボランティア活動や趣味活動などは，介護予防のために行うのではなく，それらを続けた結果として，本人の介護予防につながるのではないでしょうか？

　町内会や自治会の活動内容は，地域ごとに多種多様です．運動会や夏祭りなどのリクリエーション活動や，防災訓練，清掃活動，介護予防教室や老人会の様々な行事は，親睦やコミュニケーションの場となります．日頃から交流や親睦を深めておくことで，実際に災害や不測の事態が起

きた場合にも，スムーズに地域連携が取りやすくなると思われます．自然災害が多い日本では，地域住民同士の連携は非常に心強いものになることでしょう．何ごとにもメリット，デメリットがありますが，ご近所との交流は大切なのではないでしょうか？

厚生労働省の「健康日本21（第二次）」[21] では，居住地域でお互いに助け合っていると思う国民の割合を増やし，地域のつながりの強化を目指しています．中高年者の社会参加には，公的な機関のサポートも重要と考えられています[45]．困りごとがあれば，各市区町村の地域福祉課，長寿支援課，地域包括支援センター[11]（高齢者総合相談窓口）などに問い合わせるのもよいでしょう．様々な公的サービスがあり，多くの方が利用しておられます．サービスを活用しながら，無理をせずに参加していきましょう．

新型コロナウイルス感染予防のため，長引く自粛生活が続く中で，ウォーキングや自宅内での運動を行っている人もおられます．以前から行っていた運動，ＴＶ放送，インターネットなどを参考にすると取り組みやすいでしょう．感染予防のために，人との交流を控えねばならなくなったことをきっかけに，自治体の高齢者向けの料理教室，読書会，ふれあい会なども，オンラインでなされているところが増えています．パソコンの使い方に慣れると生活に広がりができます．やはりリアルな対面がよいですが，上手に使い分けてともに動き，話し，笑うことが大切であるように思われます．

災害地では，要介護者が増える傾向があります[46]．長引くコロナ禍で，介護が必要となるリスクが高くなる高齢者が，例年よりも増えているのではないかと懸念されています．本人の自覚と，周りの人たちの支えと交流があれば，改善の余地があると期待されます．普段から健康に気を使っている人と，そうでない人では違いが出てきます．食事をしっかり

食べ，日中は少しでも動くように心がけ，人とのふれあいを大切にし，夜はしっかり寝るという生活リズムを整え，健診と検診は忘れないで受けましょう．これらのことは以前より提唱されてきたことです．新型コロナウイルスの感染予防による外出自粛後に，以前から指摘されていたシニアについての様々な問題が顕在化しているように思われます．

精神面，活動面，経済面のストレスをいかに乗り切るかも大切です．電話，手紙，テレワークなどで人とふれあい，自分なりにできることを考えて乗り切りましょう．元気な時から介護予防に取り組むことが望まれます．食べる，歩くなどの日常生活動作にも気をつけて，事故や怪我を防ぎましょう．

家庭内での転倒事故も意外に多くみられます[14), 47)]．家の中の段差をなくし，床にコードや物を置かないようにしましょう．椅子から立ち上がるときは，足を肩幅位に開いて立つと姿勢が安定し，転倒しにくくなります．スリッパ，サンダルはすべりやすく，脱げやすいのでつまずくことがあります．急な方向転換などはせず，ゆっくり行動しましょう．トイレで下着の上げ下げ中に，バランスを崩して転倒することがあります．尿意や便意を感じたら，我慢せず，早めにトイレにいくのがよいです．最近は尿漏れを防ぐ便利な薄型紙パンツも様々な種類があります．賢く使い分けるのも一案です．スマートなシニアになりたいものです．

第 **8** 章

介護

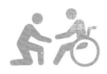

介護保険

　介護保険は介護や支援が必要な人に，その費用の一部を給付する保険です．皆で保険料を負担し，必要な方に給付する仕組みになっています[48]．制度の運営主体（保険者）は，全国の市町村と東京23区（以下市区町村）で，その地域に住んでいる40歳以上の被保険者（加入者）が納めている介護保険料と税金で，介護費用の一部が支払われます．被保険者は2種あり，現役世代である40〜64歳の「第2号被保険者」と，65歳以上の年金受給世代である「第1号被保険者」です．第2号被保険者として加入し，65歳になったら第1号被保険者となり，保険料の納付義務は終生続きます[48]．

　介護保険料の1ヶ月当たりの負担額は所得によって決まります．40〜64歳の第2号被保険者の場合，会社員や公務員であれば納付額は「標準報酬月額または標準賞与額×介護保険料率」となります．納付方法は健康保険料などと同じで給料から天引きされ，労使折半なので保険料の半分は会社負担となります．主婦など被扶養配偶者には基本的に介護保険料の納付義務がありません．ただし，配偶者が39歳以下または65歳以上だと，「特定被保険者」という位置づけで納付義務が発生するケースもあります．わからないことがあれば，所属している会社の保険組合や，お住まいの市区町村に問い合わせて確認しましょう[48]．40〜64歳の自営業の方も健康保険料などに加えて介護保険料を支払う点では同じです．自営業の方は国民健康保険料を納付する必要がありますが，そこに介護保険料を上乗せして支払います．

　65歳以上の第1号被保険者の介護保険料は所得に応じて定められ，各市区町村のホームページに掲載されています．公的年金から天引きされる特別徴収が基本です．年金は2ヶ月ごとに給付されますが，その際に2ヶ月分の保険料が徴収されます．介護保険料はおおむね3年ごとに

改定されます．介護保険料を滞納するとペナルティが発生します．世帯収入の減少や失業，災害などの時は，保険料が減免される場合があります．減免の対象については，お住まいの市区町村に問い合わせてください．

介護保険のサービスを利用できる人について

65歳以上の人（第1号被保険者）
　寝たきりや認知症などにより，介護を必要とする要介護状態になった場合や，家事や身じたくなど，日常生活に支援が必要な要支援状態になった場合[48]．

40〜64歳までの人（第2号被保険者）
特定疾病の選定基準の考え方[49]
1）特定疾病とは
　特定疾病とは，心身の病的加齢現象との医学的関係があると考えられる疾病であって次のいずれの要件をも満たすものについて総合的に勘案し，加齢に伴って生ずる心身の変化に起因し要介護状態の原因である心身の障害を生じさせると認められる疾病である．
①65歳以上の高齢者に多く発生しているが，40歳以上65歳未満の年齢層においても発生が認められるなど，罹患率や有病率（類似の指標を含む）などについて加齢との関係が認められる疾病であって，その医学的概念を明確に定義できるもの．
②3〜6ヶ以上継続して要介護状態または要支援状態となる割合が高いと考えられる疾病．

特定疾病の範囲

　特定疾病[49]については，その範囲を明確にするとともに，介護保険制度における要介護認定の際の運用を容易にする観点から，個別疾病名を列記している（介護保健法施行令第二条）．

①がん（医師が一般に認められている医学的知見に基づき回復の見込みがない状態に至ったと判断したものに限る）＊
②関節リウマチ＊
③筋萎縮性側索硬化症
④後縦靱帯骨化症
⑤骨折を伴う骨粗鬆症
⑥初老期における認知症
⑦進行性核上性麻痺，大脳皮質基底核変性症およびパーキンソン病
⑧脊髄小脳変性症
⑨脊柱管狭窄症
⑩早老症
⑪多系統萎縮症
⑫糖尿病性神経障害，糖尿病性腎症および糖尿病性網膜症
⑬脳血管疾患
⑭閉塞性動脈硬化症
⑮慢性閉塞性肺疾患
⑯両側の膝関節または股関節に著しい変形を伴う変形性関節症

＊印は平成18年4月に追加，見直しがなされたもの．

介護保険被保険者証の交付

　65歳以上の方には一人ひとりに介護保険被保険者証が郵送で交付されます．40歳から64歳までの方には，通常発行されません．しかし，

特定疾病に該当する場合には，介護認定されたのち発行されます．介護保険被保険者証は，65歳の誕生月に市区町村より交付されますが，そのままでは介護保険サービスは利用できません．介護保険サービスを利用するには，要介護（要支援）認定を受ける必要があります[48]．

申請からサービス利用までの流れ[50]

市区町村に申請

　介護を必要とする本人か家族が，介護保険被保険者証を添えて市区町村の窓口や，地域包括支援センター[11] へ申請します．申請は，家族や居宅介護支援事業者が代行できます．65歳以上の第1号被保険者では，介護保険被保険者証が必要です．40〜64歳までの第2号被保険者では，国民健康保険などの医療保険証が必要です．主治医がわかる診察券なども持参しましょう．

訪問調査

　市区町村の職員などが訪問し，日常生活の動作や状況などの認定をするため，必要な調査を行います．入院中など本人が自宅にいない場合は，病院などで調査を受けることも可能です．

認定

　かかりつけ医の意見を取り入れながら，介護認定審査会で審査し，市区町村が認定をします．認定は要支援1，要支援2と要介護1〜5までの7段階および非該当に分かれています[50]．

介護予防サービス計画，介護サービス計画（ケアプラン）の作成

　地域包括支援センター[11] の保健師や，居宅介護支援事業者の介護支

51

援専門員が，本人，家族やサービス提供者の意見を聞いて，どのような
介護サービスを，どれだけ利用するかを決めてケアプランを作成します．

サービスの利用
　ケアプランが完成したら，実際にサービスを受ける依頼先を決めます．

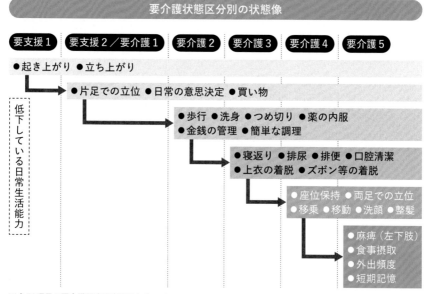

要介護状態区分別の状態像

※全74項目の要介護認定調査項目において，
　・ 介助の項目（16項目）で，「全介助」又は「一部介助」等の選択肢
　・ 能力の項目（18項目）で，「できない」又は「つかまれば可」等の選択肢
　・ 有無の項目（40項目）で，「ある」（麻痺，拘縮など）等の選択肢
　を選択している割合が80％以上になる項目について集計
　注1）要介護度別の状態像の定義はない．
　注2）市町村から国（介護保険総合データベース）に送信されている平成26年度の要介護認定情報に基づき集
　　　計（平成28年2月15日時点）
　注3）要介護状態区分は二次判定結果に基づき集計
　注4）74の各調査項目の選択肢のうち何らかの低下（「全介助」，「一部介助」等）があるものについて集計

図表22　要支援，要介護状態の指標
　　　　（厚生労働省老健課「要介護認定の仕組みと手順」50）をもとに作成）

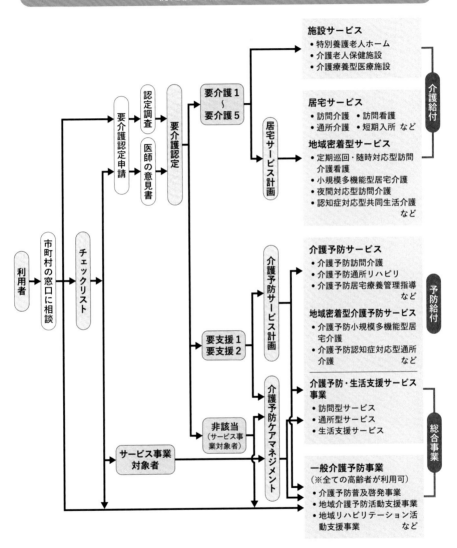

図表23　認定後の介護サービス利用
（厚生労働省老健課「要介護認定の仕組みと手順」[50]をもとに作成）

ケアプランを作成するのはケアマネジャーですが，実際に受けるかどうかを決めるのは本人やご家族です．本人が納得した状態で介護サービスが受けられるよう，介護サービス決定時には意向を充分に伝えて確認しておきましょう．

　各サービス計画（ケアプラン）に基づいて，在宅サービス事業者や施設が提供するサービスを利用します．利用料の一部は自己負担となります[48]．

　図表22は要支援，要介護それぞれの状態の例を示しています[50]．要支援1・2は生活機能が低下しているが，その改善の可能性があると見込まれる状態で，予防給付の介護予防サービスを利用できます．要介護1〜5の5段階では介護給付の介護サービスが利用できます．数字が大きくなるほど，介護度が重くなることを示しています（図表23)[50]．

　上記の7つ以外に「非該当（自立）」があり，総合事業の「介護予防・生活支援サービス事業」などを利用できる場合があります（図表23)[50]．

要介護認定の有効期間[51]

新規：原則6ヶ月（状態に応じ3〜12ヶ月の範囲で設定）
更新申請：原則12ヶ月
　　　　　（要介護，要支援状態区分が更新前後で異なる場合は状態に応じ3〜36ヶ月の範囲で設定）
　　　　　（要介護，要支援状態区分が更新前後で同じ場合は状態に応じ4〜48ヶ月の範囲で設定）

　有効期間を過ぎると介護保険サービスを利用できなくなるので，有効期間満了までに認定の更新申請をしましょう．身体の状態に変化が生じたときは，有効期間の途中でも，要支援・要介護認定変更の申請をする

ことができます.

　困りごとがあれば，お住まいの市区町村の地域包括支援センター[11)]（高齢者の総合相談窓口）を訪ねて下さい.

介護保険サービスの利用料

介護保険サービスの利用料[52)]

　介護保険サービスを利用する場合は，利用できるサービスの支給限度額が要介護度別に定められています. 支給限度額の範囲内でサービスを利用した場合は，1割（一定以上所得者の場合は2割または3割）の自己負担です. 限度額を超えてサービスを利用した場合は，超えた分が全額自己負担となります[52)].

　介護保険施設利用の場合は，施設サービス費の1割（一定以上所得者の場合は2割または3割）負担の他に，居住費・滞在費（室料＋光熱費），食費（食材料費＋調理費），日常生活費（理美容代など）も必要になります（図表24）[52)].

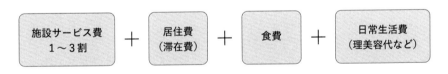

図表24　施設入居の利用者負担の内訳け
（厚生労働省「介護サービス情報公表システム」[52)] をもとに作成）

利用者負担の軽減措置

　利用者負担が過重にならないよう，所得に応じた区分により以下の措置が講じられています.

①高額介護サービス費[52]

　月々の利用者負担額（福祉用具購入費や食費・居住費など一部を除く）の合計額が所得に応じて区分された上限額を超えた場合，その超えた分が介護保険から支給されます．支給を受けるためには，お住まいの市区町村に申請をしてください．

②特定入所者介護サービス費（補足給付）[52]

　介護保険施設入所者やショートステイ利用者で，所得や資産などが一定以下の方に対して，負担限度額を超えた居住費と食費の負担額が介護保険から支給されます．特定入所者介護サービス費の利用には，負担限度額認定を受ける必要がありますのでお住まいの市区町村に申請をしてください．

③高額医療・高額介護合算制度[52]

　同じ医療保険の世帯内で，医療保険と介護保険両方に自己負担が生じた場合は，合算後の負担額が軽減されます．決められた限度額（年額）を500円以上超えた場合，医療保険者に申請をすると超えた分が支給されます．

高額介護サービス費の支給対象の手続き[48]（2年以内に自治体へ申請）
①上限額を超えた金額の負担が発生すると，お住まいの市区町村から高額介護サービス費の支給申請書が送られてきます．
②申請書に必要事項を記入し，押印します．
③市区町村の窓口に持参または郵送します．
④申請が受理されると申請時に指定した口座に振り込まれます．
⑤2回目以降は初回に指定した口座に自動的に振り込まれます．

第 **9** 章

地域包括ケアシステムの広がり

地域包括ケアとは

　1970年代に地域包括ケアという概念をはじめて提起したのは，広島県の公立みつぎ病院（当時御調国民健康保険病院）の山口昇医師でした[53]．脳血管疾患などで救急搬送され，緊急手術で救命しリハビリをして退院された患者さんが，1，2年後に寝たきり状態になって，再入院されるケースが目立つようになっていました．その多くの患者さんが褥瘡（じょくそう）をつくり，おむつをあてた状態で，しかも痴呆症（ち ほうしょう）が進んだ状態になっておられました．その原因は共稼ぎなどによる家族介護力の低下，おむつ失禁を余儀なくされる介護，自宅の療養環境の問題にありました．さらに日中の家族不在により家に閉じこもりがちになるため，認知能力が低下するなどの複合的な要因によるものと分析されています．山口医師は，このような状況に対応すべく，医療を自宅に届ける出前医療，訪問看護，保健師の訪問，リハビリテーション，さらに地域住民による地域活動の充実などを導入しました．

　1980年代には病院に健康管理センターを増設し，ここに町役場の福祉と保健行政を集中させて，社会福祉協議会も移設し，保健・医療・介護・福祉の一体的な推進体制を構築しました．利用者の生活課題を見いだし，その解決を目指して，現場に必要なサービスを提供するシステムです．その実践の結果，寝たきりの高齢者の減少が見られたのです[54]．これが今日の地域包括ケアシステム[55] の先駆けとなりました．

地域包括ケアシステム[55]

地域包括支援センター

　市町村が設置主体となり，保健師・社会福祉士・主任介護支援専門員などを配置して，住民の健康の保持および生活の安定のために必要な援

助を行うことにより，地域の住民を包括的に支援することが目的です．住所により，担当の地域包括支援センターが異なります．

主な業務

● 総合相談支援業務

　高齢者などに関する様々な相談を受け，適切な機関や制度，サービスに繋ぎ，必要な支援を行います．

● 権利擁護業務

　関係する機関と連携して，高齢者の権利と財産を守るための支援や，虐待防止の取り組みを行います．

● 包括的・継続的ケアマネジメント支援業務

　高齢者の自立を支援するケアマネジメントの支援として，介護支援専門員（ケアマネジャー）への日常的な指導，相談，助言を行います．

● 介護予防ケアマネジメント業務

　要支援・要介護状態になる可能性のある方に対する介護予防ケアプランの作成や，介護予防に関する事業が円滑に実施されるよう支援します．

地域包括ケアシステム [55)] の構築

地域包括ケアシステムにおける「5つの構成要素」

　介護，医療，予防という専門的なサービスと，その前提としての住居，生活支援・福祉サービスが相互に関係し，連携しながら在宅の生活を支えていきます．生活の基盤として必要な住居が整備され，心身の能力の低下，経済的理由，家族関係の変化などがあっても，尊厳ある生活が継

59

続できるよう生活支援を行います．生活支援には，食事の準備など，サービスとしてできる支援だけでなく，近隣住民による声かけや見守りなども有用です．生活困窮者などへの，福祉サービスの提供は重要な課題です．個々人の抱える課題にあわせ，「介護・リハビリテーション」・「医療・看護」・「保健・予防」が専門職によって提供され，ケアマネジメントに基づき，必要に応じて生活支援とともに提供されるのはよいことです．単身・高齢者のみの世帯が主流になる中で，在宅生活を選択することの意味を，本人と家族が理解し，そのための心構えを持つことも重要です．地域包括ケアシステムの5つの構成要素と「自助・互助・共助・公助」によって地域包括ケアシステムの構築を進めていくことが肝要です．高齢者に社会参加を促したり，社会的な役割を担ってもらったりすることで，予防的な介護につながれば望ましいことです．総合事業として介護予防対策の推進がなされています[55]．

生活支援等サービス[11]

生活支援等サービスの理念

わが国では少子高齢化・核家族化が進み，高齢者のみの家庭，一人住まいの家庭が多くなっています．全体としての高齢化も進んでいます．地域の過疎化も問題です．財政状況から，高齢者の生活支援に対して公助の拡充には，無理があり，自助や共助の役割が大きいです[55]．生活支援等サービス[11]は，高齢者などの健康と生活の安定のために，必要な支援を日常生活圏域（自宅から30分くらい）で提供することを目指しています．以下にそれぞれのサービスを示します．わからないことは，住居地の地域包括支援センター[11]で，たずねてください．

生活支援等サービスの種類[11]

①見守り・安否確認

　地域の自治会や町内会，民間事業者などによる高齢者の安否確認や見守りを家事支援などとともに行うサービスです．また，安否確認には緊急時に通報できるサービスも含まれいます．

②配食（＋見守り）

　配食だけでなく，訪問時の安否確認や見守りも兼ねたサービスです．

③家事援助

　買物や掃除，調理，洗濯などの日常生活で必要な家事を支援するサービスです．

④交流の場・通いの場

　住民や NPO 団体など様々な主体によるミニ・デイサービスやコミュニティサロンなどの交流の場，運動・栄養・口腔ケアといった専門職が関与する教室を開催しているサービスです．

⑤介護者支援

　介護をしている家族の集いや介護サービスを利用している方の状態維持・改善に向けた知識・技術の教室などであり，介護をする方を支援するサービスです．

⑥外出支援

　通院や買い物などが一人では困難な方向けに移動支援を行うサービスです．

⑦多機能型拠点

　スーパーやコンビニ，飲食店などに介護の相談窓口，サロンや体操教室など多様なサービスを組み合わせたサービスです．

⑧その他市町村が適当と認めるサービス

　上記には該当しないサービスです．

　認知症のことや，その他のことについて不安があれば尋ねてみましょ

う．相談窓口として地域包括支援センター[11]，認知症疾患医療セン
ター[11]，在宅介護支援センターがあります[11]．

地域包括支援センター[11]

市区町村が設置主体となり，保健師・社会福祉士・主任介護支援専門
員などを配置して，住民の健康と生活の安定のために必要な援助を行う
ことにより，地域の住民を包括的に支援することが目的です．

認知症疾患医療センター[11]

認知症の速やかな鑑別診断や，行動・心理症状（BPSD）と身体合併
症に対する急性期医療，専門医療相談，関係機関との連携，研修会の開
催といった役割を担います．

在宅介護支援センター[11]

地域の高齢者やその家族の福祉の向上を目的に，小地域に根ざした相
談支援や地域の実態把握，関係機関などとの調整，ネットワーク作りを
行います．

地域の実情に応じた介護予防の取組事例が，各地で見られます．虚弱
高齢者が元気高齢者の支えのもと，小学校の下校時の見守り隊に参加す
るなど社会活動と組み合わせた取り組みも広がっています．（大阪府大
東市など）[55]，元気な高齢者と要介護認定を受けている高齢者が，一緒
に行う住民運営の体操の集いが，公民館や個人宅で毎週1回開催されて
いる地域もあります（岡山県総社市など）[55]．介護予防活動を通して，

見守りや助け合いといった地域の互助の力が育っています．スポーツ関係・ボランティア・趣味関係のグループなどへの社会参加の割合が高い地域ほど，転倒や認知症やうつのリスクが低い傾向がみられます[55]．

　台風や地震など災害の多い日本では，地域包括ケアシステムは大いに役立つのではないかと考えられます．

第 **10** 章

公表サービスと内容

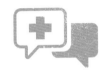

本章では，厚生労働省「介護サービス情報公表システム」などをもとにまとめていきたいと思います.

まずは介護保険で利用できる厚生労働省が公表しているサービスは，以下の26種です[56].

26種の公表介護サービス

介護の相談，ケアプラン作成
（1）居宅介護支援

自宅に訪問
（2）訪問介護（ホームヘルプ）
（3）訪問入浴
（4）訪問看護
（5）訪問リハビリ
（6）夜間対応型訪問介護
（7）定期巡回・随時対応型訪問介護看護

施設に通う
（8）通所介護（デイサービス）
（9）通所リハビリ
（10）地域密着型通所介護
（11）療養通所介護
（12）認知症対応型通所介護

訪問・通い・宿泊を組み合わせる
（13）小規模多機能型居宅介護

（14）看護小規模多機能型居宅介護（複合型サービス）

短期間の宿泊
（15）短期入所生活介護（ショートステイ）
（16）短期入所療養介護

施設などで生活
（17）介護老人福祉施設（特別養護老人ホーム）
（18）介護老人保健施設（老健）
（19）介護療養型医療施設
（20）特定施設入居者生活介護（有料老人ホーム，軽費老人ホームなど）
（21）介護医療院

地域密着型サービス（地域に密着した小規模な施設など）
（22）認知症対応型共同生活介護（グループホーム）
（23）地域密着型介護老人福祉施設入所者生活介護（地域密着型特別養
　　　護老人ホーム）
（24）地域密着型特定施設入居者生活介護

福祉用具を使う
（25）福祉用具貸与
（26）特定福祉用具販売

　介護保険で利用できるサービスがあると言われても，「具体的にどの
ようなサービスがあるのかよくわからない」と思われる方も多いことで
しょう．
　介護には介護サービスと介護予防サービスがあります．介護予防サー

ビスは要介護状態になることを予防するためのサービスで要支援1〜2の方が対象です（図表23）．

　介護保険で利用できるサービスは，要介護1〜5の方が利用できるサービスは介護給付で，要支援1〜2の方が利用できるサービスは予防給付です（図表23）．

　要介護1〜5の方が対象の介護サービスを大きく分けると「居宅サービス」，「施設サービス」，「地域密着型サービス」の3つに分けることができます（図表23）．

　「居宅サービス」は，自宅などで生活しながら受けられる介護サービスです．生活している場所に訪問してもらう訪問サービス，自宅から通ってサービスを受ける通所サービス，一時的に施設などに宿泊してサービスを受ける短期入所サービスがあります．

　「施設サービス」は，施設に入居して24時間の介護を受けられるサービスです．療養型，介護型，自立型の施設があります．

　「地域密着型サービス」は，住み慣れた地域でサービスを受けるものです．原則として，サービスを提供している施設や事業所のある市町村に住んでいる方が利用できるサービスです．居宅サービス，施設サービスには地域密着型のサービスが含まれています．地域密着型ではないサービスは，他の市区町村にある事業所や施設の利用も可能です．

　介護サービスは種類が多く，選ぶことは大変です．しかし，概要だけでも知っていれば，ケアマネジャーさんからの提案も理解しやすくなり，より適切な選択ができるようになることでしょう．不安や疑問などがあれば，お住まいの市区町村の地域包括支援センター[11]に問い合わせるのもよいでしょう．

介護の相談・ケアプラン作成

居宅介護支援[57]（要介護 1 〜 5 ）

　居宅介護支援は，利用者ができるだけ自宅で自立した日常生活を送れるよう，ケアマネジャーが，利用者の心身の状況や置かれている環境に応じた介護サービスを利用するためのケアプランを作成し，そのプランに基づいて適切なサービスが提供されるよう，事業者や関係機関との連絡・調整を行います．居宅介護支援は，特定のサービスや事業者に偏ることがないよう，公正中立に行うこととされています．ケアプランの作成には，利用者負担はありません．ケアプランは以下の流れで作成されます．

●アセスメント

　ケアマネジャーが利用者宅を訪問し，利用者の心身の状況や生活環境などを把握し，課題を分析します．

●話し合い

　ケアマネジャーと利用者・家族・サービス提供事業者で利用者の自立支援に資するサービスの検討を行います．

●ケアプラン作成

　課題や話し合いを基に，ケアマネジャーと一緒に利用するサービスの種類や回数を決め，サービス利用の手続きを行います．

●介護サービス利用スタート

　サービス事業所と契約し，ケアプランに基づいてサービス利用がスタートします．

介護予防支援を受ける要支援1・2の方は，地域包括支援センターの職員などに介護予防ケアプランを作成してもらいます．

自宅に訪問

訪問介護[58]（ホームヘルプ）（要介護1〜5）

訪問介護は，利用者ができるだけ自宅で自立した日常生活を送れるよう，訪問介護員（ホームヘルパー）が利用者の自宅を訪問し，食事・排泄・入浴などの介護（身体介護）や，掃除・洗濯・買い物・調理などの生活の支援（生活援助）をします．通院などを目的とした乗車・移送・降車の介助サービスを提供する事業所もあります．

ここに注意！

訪問介護では，次のような介護サービスを受けることはできません．
- 直接利用者の援助に該当しないサービス：例えば，利用者の家族のための家事や来客の対応など
- 日常生活の援助の範囲を超えるサービス：例えば，草むしり，ペットの世話，大掃除，窓のガラス磨き，正月の準備，預金の引き出し・預け入れ[59] など

訪問入浴介護[60]（介護予防）（要介護1〜5，要支援1・2）

訪問入浴介護は，利用者ができるだけ自宅で自立した日常生活を送れるよう，利用者の身体の清潔の保持，心身機能の維持回復を図り，利用者の生活機能の維持または向上を目指して実施されます．看護職員と介護職員が利用者の自宅を訪問し，持参した浴槽によって入浴の介護を行います．

訪問看護[61]（介護予防）（要介護1〜5，要支援1・2）

　訪問看護は，利用者ができるだけ自宅で自立した日常生活を送れるよう，利用者の心身機能の維持回復などを目的として，看護師などが疾患のある利用者の自宅を訪問し，主治医の指示に基づいて療養上の世話や診療の補助を行います．

　訪問看護では，病状に応じて，次のようなサービスを受けることができます．

- 血圧，脈拍，体温などの測定，病状のチェックなど
- 排泄や入浴の介助，清拭，洗髪など
- 在宅酸素，カテーテルやドレーンチューブの管理，褥瘡の処理，リハビリテーションなど
- 在宅での看取り

訪問リハビリテーション[62]（介護予防）（要介護1〜5，要支援1・2）

　訪問リハビリテーションは，利用者ができるだけ自宅で自立した日常生活を送れるよう，医師の指示のもと理学療法士，作業療法士，言語聴覚士などが利用者の自宅を訪問し，心身機能の維持回復や日常生活の自立に向けたリハビリテーションを行います．医療保険を使って訪問マッサージも併用する場合は，医師の診断書が必要です．

リハビリテーションの3種類の専門家[59]

理学療法士：日常生活の基本動作を行う機能を維持・回復するために，運動療法や，温熱を使った物理療法などを行います．

作業療法士：日常活動の仕事や遊びなどの動作を通じて心身の機能の回復を図ります．

言語聴覚士：音声・言語・聴覚に障害のある方に訓練や検査などを行います．

夜間対応型訪問介護[63]（地域）（要介護１〜５）

　夜間対応型訪問介護は，利用者ができるだけ自宅で自立した日常生活を，24時間安心して送れるよう，夜間帯に訪問介護員（ホームヘルパー）が利用者の自宅を訪問します．「定期巡回」と「随時対応」の２種類のサービスがあります．原則として事業所が所在する市町村に居住する人が利用対象となっています．夜間対応型訪問介護は，要支援１・２の人は利用できません．

定期巡回：夜間（18時〜翌朝８時）に定期的な訪問を受け，排泄の介助や安否確認などのサービスを受けることができます．

随時対応：ベッドから転落して自力で起き上がれない時や夜間に急に体調が悪くなった時などに，訪問介護員（ホームヘルパー）を呼んで介助を受けたり，救急車の手配などのサービスを受けることができます．

定期巡回・随時対応型訪問介護看護[64]（地域）（要介護１〜５）

　定期巡回・随時対応型訪問介護看護は，利用者ができるだけ自宅で自立した日常生活を送れるよう，定期的な巡回や随時通報への対応など，利用者の心身の状況に応じて，24時間365日必要なサービスを必要なタイミングで柔軟に提供します．また，サービスの提供にあたっては，訪問介護員だけでなく看護師なども連携しているため，介護と看護の一体的なサービス提供を受けることもできます．原則として事業所が所在する市町村に居住する人が利用対象となっています．定期巡回・随時対応型訪問介護看護は，要支援１・２の人は利用できません．

介護員さんに訪問してもらって受けるサービス

　介護員さんの来訪を，心待ちにしておられる利用者さんがおられます．制度によってなされていることなのですが，ありがたく思われていることでしょう．何か気になることがあれば，ケアマネジャーに相談するこ

ともできます.

施設に通う

通所介護[65]（デイサービス）（要介護1～5）

　通所介護は，利用者ができるだけ自宅で自立した日常生活を送れるよう，自宅にこもりきりの利用者の孤立感の解消や心身機能の維持，家族の介護の負担軽減などを目的として実施します．利用者が通所介護の施設（利用定員19人以上のデイサービスセンターなど）に通い，施設では，食事や入浴などの日常生活上の支援や，生活機能向上のための機能訓練や口腔機能向上サービスなどを日帰りで提供します．グループ活動などの高齢者同士の交流もあり，施設は利用者の自宅から施設までの送迎も行います．日常生活費（食費，おむつ代など）は別途負担する必要があります．通所介護は，要支援1・2の人は利用できません.

通所リハビリテーション[66]（デイケア）（介護予防）（要介護1～5，要支援1・2）

　通所リハビリテーションは，利用者ができるだけ自宅で自立した日常生活を送れるよう，利用者が通所リハビリテーションの施設（老人保健施設，病院，診療所など）に通い，食事や入浴などの日常生活上の支援や，生活機能向上のための機能訓練や口腔機能向上サービスなどを日帰りで提供します．施設は利用者の自宅から施設までの送迎も行います.

　予防サービスにおける留意点として，介護予防通所リハビリテーションでは，生活機能を向上させるための「共通的サービス」に加え，「運動器の機能向上」「栄養改善」「口腔機能の向上」に関するサービスを組み合わせて受けることができます（図表25）．日常生活費（食費，おむつ代）などは，別途負担する必要があります.

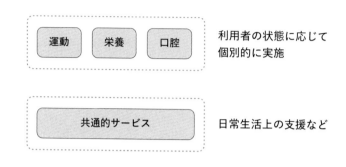

図表25　サービスの組み合わせ
（厚生労働省「介護サービス情報公表システム」66) をもとに作成）

地域密着型通所介護（地域）67)（要介護1～5）

　地域密着型通所介護は，利用者ができるだけ自宅で自立した日常生活を送れるよう，自宅にこもりきりの利用者の孤立感の解消や心身機能の維持，家族の介護の負担軽減などを目的として実施します．利用者が地域密着型通所介護の小さな施設（利用定員19人未満のデイサービスセンターなど）に通います．施設では，食事や入浴などの日常生活上の支援，生活機能向上のための機能訓練や口腔機能向上サービスなどを日帰りで提供します．施設は利用者の自宅から施設までの送迎も行います．日常生活費（食費，おむつ代）などは，別途負担する必要があります．地域密着型通所介護は，要支援1・2の人は利用できません．原則として施設と同一地域内に住民票があることが必要です．

療養通所介護68)（地域）（要介護1～5）

　療養通所介護はつねに看護師による観察を必要とする難病，認知症，脳血管疾患後遺症などの重度要介護者またはがん末期患者を対象にしたサービスで，利用者ができるだけ自宅で自立した日常生活を送れるよう，自宅にこもりきりの利用者の孤立感の解消や心身機能の維持回復だけで

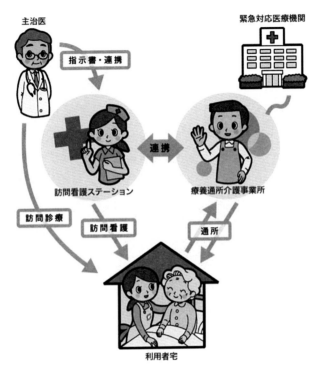

図表26 療養通所介護のしくみ
（厚生労働省「介護サービス情報公表システム」[68]より引用）

なく，家族の介護の負担軽減などを目的として実施します．

　利用者が療養通所介護の施設に通います．施設では，食事や入浴などの日常生活上の支援や，生活機能向上のための機能訓練や口腔機能向上サービスなどを日帰りで提供します．施設は利用者の自宅から施設までの送迎も行います．療養通所介護は，医師や訪問看護ステーションと連携して，サービスが提供されます（図表26）．要介護1〜5までの方が利用可能です．日常生活費（食費，おむつ代）などは別途負担する必要があります．原則として施設と同一地域内に住民票があることが必要です．

認知症対応型通所介護[69]（地域）（介護予防）（要介護1～5，要支援1・2）

　認知症対応型通所介護は認知症の利用者を対象にした専門的なケアを提供するサービスで，利用者ができるだけ自宅で自立した日常生活を送れるよう，通所介護の施設（デイサービスセンターやグループホームなど）に通います．施設では，食事や入浴などの日常生活上の支援や，生活機能向上のための機能訓練や口腔機能向上サービスなどを日帰りで提供します．利用者の自宅にこもりきりの解消や心身機能の維持回復と，家族の介護の負担軽減などを目的として実施します．施設は利用者の自宅から施設までの送迎も行います．要支援1・2，要介護1～5までの方が利用可能です．日常生活費（食費・おむつ代など）などは，別途負担する必要があります．原則として施設と同一地域内に住民票があることが必要です．

通所介護でのふれあいの大切さ

　外出して人と合い，昼食をともにし，言葉を交わします．歌を歌ったり，絵を描いたり，ゲームを楽しみます．おしゃれな方も見かけます．人とふれあうことは，認知機能の衰えを防止するうえで効果的なことがわかってきました[7), 8)]．

訪問・通い・宿泊を組み合わせる

小規模多機能型居宅介護（地域）（介護予防）（要介護1～5，要支援1・2）[70)]

　小規模多機能型居宅介護は，利用者ができるだけ自立した日常生活を送れるよう，利用者の選択に応じて，施設への「通い」を中心として，短期間の「宿泊」や利用者の自宅への「訪問」を組合せ，家庭的な環境

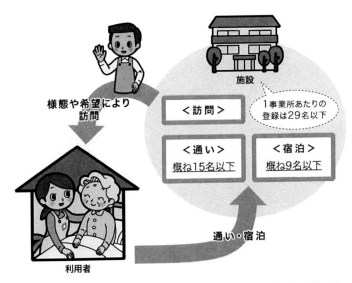

図表27　小規模多機能型居宅介護（訪問・通い・宿泊の組み合わせ）のしくみと1日当たりの定員
（厚生労働省「介護サービス情報公表システム」[70] より引用）

と地域住民との交流の下で日常生活上の支援や機能訓練を行います（図表27）．日常生活費（食費，宿泊費，おむつ代）などは，別途負担する必要があります（図表24）．原則として施設と同一地域内に住民票があることが必要です．

看護小規模多機能型居宅介護[71]（複合型サービス）（地域）（要介護1～5）

　看護小規模多機能型居宅介護（複合型サービス）は，利用者ができるだけ自立した日常生活を送れるよう，利用者の選択に応じて，施設への「通い」を中心として，短期間の「宿泊」や利用者の自宅への「訪問（介護）」に加えて，看護師などによる「訪問（看護）」も組み合わせる

ことで，家庭的な環境と地域住民との交流の下で，介護と看護の一体的なサービスの提供を受けることができます．要支援1・2の人は利用できません．日常生活費（食費，宿泊費，おむつ代）などは，別途負担する必要があります（図表24）．原則として施設と同一地域内に住民票があることが必要です．

短期間の宿泊

短期入所生活介護[72]（一般型ショートステイ）（介護予防）（要介護1〜5，要支援1・2）

　短期入所生活介護は，利用者ができるだけ自宅で自立した日常生活を送れるよう，自宅にこもりきりの利用者の孤立感の解消や心身機能の維持回復だけでなく，家族の介護の負担軽減などを目的として実施します．

　介護老人福祉施設（特別養護老人ホーム）などが，常に介護が必要な方の短期間の入所を受け入れ，入浴や食事などの日常生活上の支援や，機能訓練などを提供します．短期入所生活介護（ショートステイ）の連続利用日数は30日までです．日常生活費（食費・滞在費・理美容代など）などは，別途負担する必要があります（図表24）．対象者の条件は以下が挙げられます．

対象者の条件
- 利用者の心身の状況や病状が悪い場合
- 家族（介護者）の疾病，冠婚葬祭，出張
- 家族（介護者）の身体的・精神的負担の軽減など

短期入所療養介護[73]（医療型ショートステイ）（介護予防）（要介護1〜5，要支援1・2）

　短期入所療養介護は，利用者ができるだけ自宅で自立した日常生活を送れるよう，療養生活の質の向上および家族の介護の負担軽減などを目的として実施します.

　医療機関や介護老人保健施設，介護医療院が，日常生活上の世話や，医療，看護，機能訓練などを提供します．短期入所療養介護（ショートステイ）の連続利用日数は30日までです．日常生活費（食費・滞在費・理美容代など）などは，別途負担する必要があります（図表24）.

多機能型居宅介護[70,71]，短期入所生活介護など[72,73]のショートステイの有用性

　多機能型居宅介護は訪問・通所・宿泊のセットのサービスです．家庭もあり，地域住民との交流もできます．短期入所生活介護など（ショートステイ）は30日までの宿泊のサービスです．利用者のこもりきりの解消や，家族介護者の負担軽減にもなります．これらは利用者も介護者もリフレッシュでき，有用なサービスになることでしょう.

施設などで生活

介護老人福祉施設[74]（特別養護老人ホーム）（要介護3〜5）

　介護老人福祉施設（特別養護老人ホーム）は，入所者ができるだけ在宅復帰できることを念頭に，常に介護が必要な方の入所を受け入れ，入浴や食事などの日常生活上の支援や，機能訓練，療養上の世話などを提供します.

　介護老人福祉施設（特別養護老人ホーム）は，入所者の意思や人格を尊重し，常に入所者の立場に立ってサービスを提供することとされてい

ます．介護老人福祉施設は，要支援1・2の人は利用できません．また，新たに入所する要介護1・2の人もやむを得ない理由がある場合以外は利用できません．施設サービス費の他，居住費・食費・日常生活費などがかかります（図表24）．

介護老人保健施設[75]（老健）（リハビリと介護）（要介護1〜5）

介護老人保健施設は，在宅復帰を目指している方を受け入れ，入所者ができるだけ自立した日常生活を送れるよう，リハビリテーションや必要な医療，介護などを提供します．退院後などで，自宅で過ごすにはまだ不安である人にはよい施設です．介護老人保健施設は，要支援1・2の人は利用できません．施設サービス費の他，居住費・食費・日常生活費などがかかります（図表24）．

リハビリテーションの効果

理学療法士による指導と，本人の根気と努力で，時間はかかっても，回復している人もいます．立てる，歩けるようになる，お箸を使えるなどです．表情も明るくなっているように見受けられます．

介護療養型医療施設[76]（長期の療養と介護）（要介護1〜5）

介護療養型医療施設は，急性期の治療が終わり長期にわたって療養が必要な方を受け入れ，入所者ができるだけ自宅で自立した日常生活を送れるよう，機能訓練や必要な医療，介護などを提供します．介護療養型医療施設は，入所者の意思や人格を尊重し，常に入所者の立場に立ってサービスを提供することとされています．介護療養型医療施設は，要支援1・2の人は利用できません．施設サービス費の他，居住費・食費・日常生活費などがかかります（図表24）．

80

特定施設入居者生活介護[77]（有料老人ホーム，軽費老人ホームなど）
（介護予防）（要介護１〜５，要支援１・２）

　特定施設入居者生活介護は，利用者ができるだけ自立した日常生活を
送れるよう，指定を受けた「有料老人ホーム」や「軽費老人ホーム（ケ
アハウス）」などが，食事や入浴などの日常生活上の支援や，機能訓練
などを提供します．

　特定施設の対象となるのは，「有料老人ホーム」「軽費老人ホーム」
「養護老人ホーム」となります．

　介護サービス形態は，「一般型」と「外部サービス利用型」に分けら
れます．一般型は，その特定施設の従業員が介護サービスを提供します．
外部サービス利用型は，その特定施設の従業員により作成された計画に
基づき，外部の指定介護サービス事業者がサービスを提供する方法を取

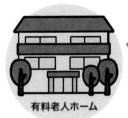
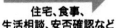
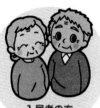

図表28　有料老人ホームなどの外部サービス提供のしくみ
（厚生労働省「介護サービス情報公表システム」[77] より引用）

る施設もあります．外部サービスとして，訪問介護，訪問入浴介護，訪問看護，訪問リハビリテーション，通所介護，通所リハビリテーション，福祉用具貸与などがあります（図表28）．

特定施設入居者生活介護は介護保険が適応となります．介護サービスの利用負担は原則1割ですが，一定以上の所得のある者の場合は2割または3割負担となります[52]．これらとは別に，施設への入居費用，食費，日常生活費などが必要です（図表24）．費用は，施設の所在地，サービス提供体制，サービスの内容などに応じて異なります．

有料老人ホーム

有料老人ホームには，2つのタイプがあり，介護保険サービスの利用の仕方が異なります[11], [77]．

介護付き有料老人ホーム（特定施設入居者生活介護の指定を受けている有料老人ホーム）

介護付き有料老人ホームは，介護が必要な65歳以上の方が対象で，要介護度5の方まで入居可能です．当該従業員が，提供する介護保険によるサービス（特定施設入居者生活介護）を利用します．介護報酬はホームに包括報酬で支払います．

住宅型有料老人ホーム（特定施設入居者生活介護の指定を受けていない有料老人ホーム）

住宅型有料老人ホームでは，入居者自身が，必要に応じて外部の介護サービス事業所と契約し，介護保険によるサービスの提供を受けます．介護報酬はサービス利用量に応じて各事業所に支払います（図表28[77]）．

軽費老人ホーム（ケアハウス）

　軽費老人ホームは身体機能の低下などにより，自立した日常生活を営むことについて不安があると認められる人で，家族による援助を受けることが困難な，原則60歳以上の人が利用する施設です．無料または低額な料金で食事の提供（ただしB型は自炊），その他日常生活上必要な便宜を供与することを目的とする施設です．介護保険サービスについては，上記の有料老人ホームと同じように，施設のサービスあるいは外部サービスを，利用することになります．軽費老人ホームには以下のような種類があります[78), 79)]．

軽費老人ホーム A型[78), 79)]

　低所得高齢者のための施設です．介護が必要な場合は，外部の介護サービスの利用が可能です．要支援，要介護高齢者ともに入居可能です．

軽費老人ホーム B型[78), 79)]

　自炊ができる低所得高齢者のための施設です．食事提供がないので，費用は押さえられます．介護が必要な場合は，外部の介護サービスの利用が可能です．要支援，要介護高齢者ともに入居可能です．

都市型軽費老人ホーム[78), 79)]

　都市部の低所得高齢者のための施設です．居室面積を狭くするなどして，利用料をおさえた施設です．介護が必要な場合は，外部の介護サービスの利用が可能です．要支援，要介護高齢者ともに入居可能です．

ケアハウス自立型（軽費老人ホーム）[78), 79)]

　低所得高齢者のための施設です．介護が必要な場合は，外部の介護

サービスの利用が可能です．要支援，要介護高齢者ともに入居可能です．

ケアハウス介護型（軽費老人ホーム）[77), 78), 79)]

　介護保険の特定施設入居者生活介護が受けられる施設です．介護が必要な65歳以上の低所得高齢者が対象です．

サービス付き高齢者住宅[80)]

　サービス付き高齢者向け住宅は，安否確認と生活相談のサービスを受けられる賃貸住宅のことです．高齢者単身・夫婦世帯が居住できる住まいです．基本的に自立した生活ができる方向けの施設です．まだ心身は健康ではあるものの，一人暮らしをしていくことに不安を感じる方やバリアフリーが整った安全な環境で生活したい方に適しています．

　安否確認サービスと生活相談サービスの他に，食事の提供，介護の提供，家事の供与，健康管理の供与のいずれかでも実施すると，有料老人ホームに該当するサービス付き高齢者向け住宅となります．

介護医療院[81)]（長期の療養と介護　要介護1〜5認定が必要）

　介護医療院は，長期にわたって療養が必要である方を受け入れ，利用者ができるだけ自立した日常生活を送れるよう，療養上の管理，看護，介護，機能訓練，その他医療と日常生活に必要なサービスなどを提供します．介護医療院は，入所者の意思や人格を尊重し，常に入所者の立場に立ってサービスを提供することとされています．介護医療院は，要支援1・2の方は利用できません．施設サービス費の他，居住費・食費・日常生活費などがかかります（図表24）．

地域密着型サービス（地域に密着した小規模な施設など）

認知症対応型共同生活介護[82)]（グループホーム）（介護予防）（地域）（要介護１〜５，要支援２）

　認知症対応型共同生活介護は，認知症の利用者を対象にした専門的なケアを提供するサービスです．利用者ができるだけ自立した日常生活を送れるよう，グループホームに入所し，家庭的な環境と地域住民との交流のもとで，食事や入浴などの日常生活上の支援や，機能訓練などのサービスを受けます．グループホームでは，１つの共同生活住居に５〜９人の少人数の利用者が，介護スタッフとともに共同生活を送ります．介護予防認知症対応型共同生活介護は，要支援１の人は利用できません．施設サービス費の他，居住費，食費，日常生活費などがかかります（図表24）．原則として施設と同一地域内に住民票があることが必要です．

地域密着型介護老人福祉施設入所者生活介護[83)]（地域密着型特別養護老人ホーム）（地域）（要介護３〜５）

　地域密着型介護老人福祉施設入所者生活介護は，利用者ができるだけ自立した日常生活を送れるよう，入所定員30人未満の介護老人福祉施設（特別養護老人ホーム）が，常に介護が必要な方の入所を受け入れ，入浴や食事などの日常生活上の支援や，機能訓練，療養上の世話などを提供します．当施設の生活介護は，明るく家庭的な雰囲気があり，地域や家族との結びつきを重視した運営を行うこととされています．要支援１・２の人は利用できません．また，新たに入所する要介護１・２の人もやむを得ない理由がある場合以外は利用できません．施設サービス費の他，居住費・食費・日常生活費などがかかります（図表24）．原則として施設と同一地域内に住民票があることが必要です．

地域密着型特定施設入居者生活介護[84]（地域に密着した小規模な施設）（地域）（要介護1～5）

　地域密着型特定施設入居者生活介護は，利用者ができるだけ自立した日常生活を送れるよう，指定を受けた入居定員30人未満の有料老人ホームや軽費老人ホームなどが，食事や入浴などの日常生活上の支援や，機能訓練などを提供します．要支援1・2の人は利用できません．入居費用・日常生活費（おむつ代など）は，別途負担する必要があります（図表24）．原則として施設と同一地域内に住民表があることが必要です．

施設サービスの特徴

　施設サービスは，24時間の介護を受けられるサービスです．見守りがあり，緊急時にも対応してもらえるので，安心で有り難いです．介護型，療養型，自立型の施設があります．

福祉用具を使う

福祉用具貸与（レンタル）[85]（要介護1～5および要支援1・2の一部の方に制限あり）

　福祉用具貸与は，利用者ができるだけ自宅で自立した日常生活を送ることができるよう，指定を受けた事業者が，利用者の状況，希望及びその生活環境等をふまえ，適切な福祉用具を選ぶための援助・取り付け・調整などを行い，福祉用具を貸与します．福祉用具を利用することで日常生活の便宜を図り，家族の介護の負担軽減などを目的として実施します．福祉用具貸与の対象は以下の13品目で，要介護度に応じて異なります[85]（図表29）．

①車いす（図表29. ①）

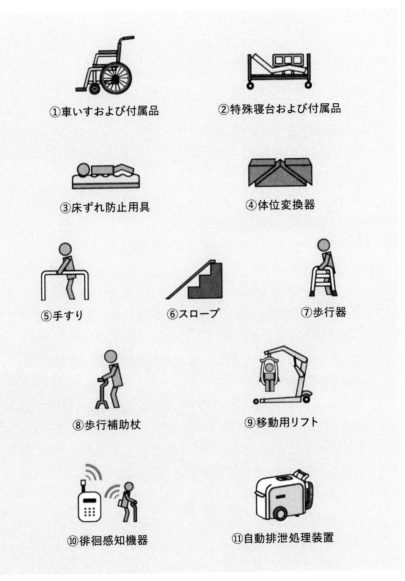

①車いすおよび付属品　②特殊寝台および付属品　③床ずれ防止用具　④体位変換器　⑤手すり　⑥スロープ　⑦歩行器　⑧歩行補助杖　⑨移動用リフト　⑩徘徊感知機器　⑪自動排泄処理装置

図表29　貸与される福祉用具
（厚生労働省「介護サービス情報公表システム」[85]より引用）

②車いすの付属品（図表29．①）

③特殊寝台（電動ベッド）（図表29．②）

④特殊寝台の付属品（電動ベッド付属品）（図表29．②）

⑤床ずれ防止用具（図表29．③）

⑥体位変換器（図表29．④）

⑦手すり（図表29．⑤）

⑧スロープ（図表29．⑥）

⑨歩行器（図表29．⑦）

⑩歩行補助杖（図表29．⑧）

⑪認知症老人徘徊感知機器（図表29．⑩）

⑫移動用リフト（つり具の部分を除く）（図表29．⑨）

⑬自動排泄処理装置（図表29．⑪）

　「車いすと車いすの付属品」，「特殊寝台と特殊寝台の付属品」，「床ずれ防止用具」，「体位変換器」，「認知症老人徘徊感知器」，「移動用リフト」は，要支援1・2，要介護1の人は原則として保険給付の対象にはなりません．「自動排泄処理装置」は，要支援1・2，要介護1・2・3の人は原則保険給付の対象にはなりません．

　福祉用具の貸与に係る費用の1割（一定以上所得者の場合は2割または3割）を，利用者が負担します[52]．費用は対象品目によって異なります．要介護度別に1ヶ月間の支給限度額が決まっているため，他の介護サービスとの組合せの中で限度額に応じた福祉用具をレンタルする必要があります．

(26) 特定福祉用具の販売[86]（トイレ，入浴関連の福祉用具の購入）
　　　（要介護1〜5，要支援1・2）

　特定福祉用具販売は，利用者ができるだけ自宅で自立した日常生活を送ることができるよう，福祉用具販売の指定を受けた事業者が，入浴や

排泄に用いる，貸与になじまない福祉用具を販売します．福祉用具を利用することで日常生活上の便宜を図り，家族の介護の負担軽減などを目的として実施します．福祉用具販売の対象は以下の6品目で，要介護度に応じて異なります[86]（図表30）．

①腰掛便座（図表30．①）

②自動排泄処理装置の交換可能部（図表30．②）

③入浴補助用具（入浴用いす，浴槽用手すり，浴槽内いす，入浴台，浴室内すのこ，浴槽内すのこ，入浴用介助ベルト）（図表30．③）

④簡易浴槽（図表30．④）

⑤移動用リフトのつり具の部分（図表30．⑤）

⑥排泄予測支援機器（膀胱内にたまった尿量を知り，排尿のタイミングを予測します．）（図表30．⑥）

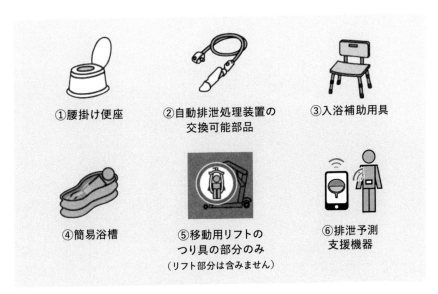

図表30　販売される特定福祉用具

（厚生労働省「介護サービス情報公表システム」[86]より引用）

利用者は，いったん全額を支払った後，費用の9割（一定以上所得者の場合は8割または7割）が介護保険から払い戻されます[52]（償還払い）．同一年度で購入できるのは10万円までです．

（**介護予防**）このマークのあるサービスは，介護予防サービスも含まれています．介護予防サービスとは要支援1・2の認定を受けた方に対するサービスです．利用者が要介護状態になることを防ぎ，自宅で日常生活を送ることができるよう，利用者の心身機能の維持回復を図り，利用者の生活機能維持または向上を目指して実施されます[56]．

（**地域**）このマークのあるサービスは地域密着型サービスです．そのため施設・事業所のサービスを利用するには，原則として施設と同一市区町村内に住民票があることが必要です[56]．

住宅改修 [87]（介護における住宅リフォーム）（要介護1〜5，要支援1・2）

　手すり，バリアフリー，和式トイレを洋式にといった工事費用に補助金が支給されます．事前と事後に申請が必要です．最大20万円までで，利用者は，いったん全額を支払った後，費用の9割（一定以上所得者の場合は8割または7割）[52] が介護保険から払い戻されます（償還払い）．

住宅改修の種類 [87]

①手すりの取り付け
②段差の解消
③滑りの防止および移動の円滑化などのための床，または通路面の材料
　の変更
④引き戸などへの扉の取替え
⑤洋式便器などへの便器の取替え
⑥その他前各号の住宅改修に付帯して必要となる住宅改修

家族介護者の健康管理

　よりよい介護をするためには，介護者自身が健康であることが望まれます．介護者も食事や睡眠に気をつけて，ストレスをためないことが大切です[88]．以前は介護は家族が行うものという考えが主流でしたが，現在は必ずしもそうではありません．介護サービスを利用することは普通のことになっています．家族やご近所の助けを借りて息抜きや趣味など，自分をリフレッシュする時間を持ちましょう．介護のテクニック（ボディーメカニクスなど）を取り入れると，腰が楽になります[89]．介護をする家族の負担が大きく，介護者が心身ともに疲労し，病気になり共倒れになることも起きています[88]．疲れが長く続くと，気分が落ち込み，イライラしたり，怒りがおさまらないときもあります[88],[89]．気の合う仲間とのおしゃべり，飲み会，カラオケ，旅行などに出かけて気分転換をしましょう[88],[89]．また，カウンセリングを受けたり，理解が得られる人に話を聞いてもらうなどして，一人で抱え込まないようにしましょう[89]．

　介護のために離職する人は年間10万人を超えていて，女性の離職率が高いのが現状です[90]．介護と仕事を両立できるように，介護休業制度，介護休業給付など国の支援策もあります[91]．市区町村の地域包括支援センター[11]に相談しながら介護に関する制度についてよく調べ，上手に活用しましょう．家族介護者への支援も始まっています[11],[91]．

　介護者自身も自覚症状がなくても，毎年1回は健康診断を受けましょう．

家族介護のテクニック[88), 89)]

①介護サービスを積極的に活用する.
②自分をリフレッシュする時間を持つ.
③家族や近所の人などの助けを借りる.
④簡単な介護テクニックを身につける.
⑤介護を受ける人の気持ちによりそい,言葉かけなどする(ユマニ
　チュード技法[92)]).

　介護保険サービスは26種(第10章参照)あります[56)].在宅介護で訪
問介護やデイサービス,ショートステイなどを利用した場合は,費用負
担は施設入居より少し押えられます.介護が長期におよぶと,家族の負
担は大きくなります.施設入居では,常に介護のプロに任せることがで
き,緊急時にも対応してもらえる安心感があります.費用負担は多くな
りますが,家族の負担は減ります.

老人ホームの選び方

老人ホームの種類

公的施設

①**介護老人福祉施設**[74]（特別養護老人ホーム）　終のすみか　要介護3以上

②**介護老人保健施設**[75]　リハビリ中心，介護

③**介護療養型医療施設**[76]　長期療養，リハビリ，医療，看護

④**介護医療院**[81]　要介護重度，長期にわたり療養が必要

⑤**地域密着型特別養護老人ホーム**[83]（定員30人まで）　要介護3以上，施設と同一地域内に住民票があること

民間施設

⑥**ケアハウス**[79]（軽費老人ホーム）　一般（自立）型，介護型

⑦**グループホーム**[82]　認知症の高齢者が少人数で共同生活を送りながら，身体介護，機能訓練などが受けられる施設

⑧**特定施設入居者生活介護**[77]（介護付有料老人ホーム）　介護保険サービスをホームが直接提供，介護報酬はホームに包括報酬で支払う

⑨**住宅型有料老人ホーム**[77]　介護サービスを受ける場合は，別途外部のサービス事業所と個別契約し，介護報酬はサービス利用量に応じて各事業所に支払う

⑩**サービス付き高齢者向け住宅**[80]　安否確認と生活相談

　公的施設は地方自治体などの公的機関が運営しているので，民間施設よりも費用が安めです．費用が安く人気が高いので，即入居が難しかったり，利用者が自由に施設を選べなかったりすることもあります．特別

養護老人ホームは公的施設で人気が高く，要介護 3 以上の待機者が約 25 万人を超えています（2022 年 4 月 1 日時点厚生労働省公表[93]）．民間施設は企業や各種法人が運営していますので，公的施設よりも費用は高めです．各施設が特色を打ち出し，様々なサービスを提供しており，高級志向の施設もあります．

　各施設のサービス内容，設備状況，費用の目安などを入居前に確認しましょう．施設訪問や体験宿泊などがあれば，足を運んで雰囲気を感じとり，みておくとよいでしょう．以下の項目などについてチェックしておきましょう．

施設選択時のチェック項目

①入居理由は？　将来の生活の安心のためなのか，終の棲家なのかなど
②予算は？　入居金，介護費，日常生活費，医療費など
③サービスは？　食事，生活支援，介護，レクレーションなど
④設備は？　各居室，共有スペースのバリアフリーなど
⑤医療・リハビリテーションなどは？　医療ケア，身体ケア，口腔ケア，認知症ケアなど
⑥立地は？　最寄り駅から施設までの距離，駐車場，周辺環境など

　迷いがある場合には，すでに在宅サービスを利用している人は，ケアマネジャーさんに相談しましょう．市区町村の地域包括支援センター[11]や，民間の紹介センターにも問い合わせてみましょう．

第 11 章

介護のあり方と展望

介護予防とは，要介護状態でない方に対して，介護が必要な状態になることをできる限り防ぐこと・遅らせることを目的として，心身機能の維持・改善を図る支援や取り組みを指します．また，要介護状態の場合は，状態を悪化させないことを目的としています．近年，介護予防に対する考え方が変わってきています．介護予防には「人との関わり」がよいことがわかってきています[7), 8)]．

　以前は心身の機能の衰えを防ぐために，機能訓練が重視されていましたが，現在では高齢者が社会的な「活動」を行い，社会に「参加」することに重きが置かれるようになってきています[7), 8)]．

　誰でも加齢とともに体力・認知機能が衰えてきます．健康管理に励み，町内会や老人会の行事，趣味の会，地域の介護予防教室などに出かけましょう．高齢者施設でのレクリエーションタイムにも，色々な取り組みがなされています．みんなで歌を歌う，ゲームをする，お誕生日会などです．ぬり絵，絵手紙，書写，お菓子作りなどは，リハビリまたは娯楽の提供が目的です．晴れた日には外出や散歩なども行います．お花見，お祭り，初詣などの季節ごとの行事もされています．

　近くの幼稚園や小学校の子どもたちと触れ合える施設もあります．子どもさんを見ると，皆さんなごやかで，楽しそうな感じが見受けられます．地域との交流が盛んな施設を希望するのであれば，レクリエーションの内容もみておくとよいでしょう．好きなこと，得意なことをしておられる時は，うれしそうで楽しんでいる様子がみられます．機嫌よく，落ち着いて笑顔で生活が送れるかどうかは，家族にとっても大事なことです．

　日常生活動作（基本的日常生活動作）とは，人が日常生活において繰り返す基本的かつ具体的な活動のことであり，主に食事，排泄，整容（着替え，洗面，歯みがき，整髪など），移動，入浴など基本的な行為，動作のことです．日常生活動作は，単にトレーニングによって能力を回

復させられるだけでなく，装具や施設を対応させることでも向上させることができます．障害者も健常者も同じように使用できることを目指した設計は，ユニバーサルデザインと呼ばれます．今までに建築物，日用品，衣類などがデザインされています．そのなかには，障害者だけではなく，健常者にもよく使われているものもあります．日時を忘れやすくなった人には，カレンダー付時計が便利です．食事は宅配弁当（見守り付）もあります．紙パンツも色々な種類があり重宝します．「年のせい」で忘れたと思いがちになる認知症は，初期の段階で診断してもらい治療を始めることがよいとされています[10]．

　また，介護をするときには，優しい口調で相手の自尊心を傷つけないように，こちらが余裕をもって対応するようにしましょう．このことはユマニチュード（人間らしさをとりもどす）技法につながります[92]．

　今後の介護のあり方の益々の発展が期待されます．

あとがき

　日本は長寿国で，急速な少子高齢化が進んでおり，シニアの健康や生活が大事な問題になっています．シニアの健康の維持や回復についての運動，食事，社会参加，健診と検診などについて，わかりやすく記したつもりです．介護サービスを受けるには，要支援度，要介護度を認定してもらい，その度合に応じたサービスを提供してもらうことになっています．それらは厚生労働省の指針にしたがって決められます．本書の介護に関しては，厚生労働省のホームページを参照して執筆しています．介護サービスは，厚生労働省の指針に従い，市区町村が実施することが基本となっています．40歳代以上が負担する介護保険の金額も，市区町村ごとに決められています．団塊の世代が75歳以上となる2025年を目途に，介護予防の策について，予防介護と自助，互助，共助，公助の考え方を活用した，「介護の総合事業」の構築が進められています．その状況にあり厚生労働省の指針が度々変わることがあります．厚生労働省のホームページも次々とリニューアルされますので，介護の利用や事業の実施については，その都度調べてください．介護予防や介護サービスに関しての疑問や，不安があれば，お住まいの市区町村の地域福祉課，地域包括支援センターにお問い合わせください．

　尚，堺市「あ・し・た」プロジェクトの田仲智子先生のエイジレス・バレエストレッチの講義とレッスンが，大いに参考になりました．堺サンドイッチキャンパス事務局の方々にも大変お世話になりました．上梓するに際して多くの方々にご協力を頂きました．改めて感謝いたします．

2024年5月15日
堺にて，谷田泰枝

参考文献

1 ）厚生労働省．令和 2 年簡易生命表の概況
　　https://www.mhlw.go.jp/toukei/saikin/hw/life/life20/index.html
2 ）厚生労働省．地域がいきいき集まろう！　通いの場．
　　https://kayoinoba.mhlw.go.jp/
3 ）厚生労働省．平均寿命と健康寿命の推移「令和 2 年版厚生労働白書—令和時代の社会
　　保障と働き方を考える」．
　　https://www.mhlw.go.jp/stf/wp/hakusyo/kousei/19/backdata/01-01-02-06.html
4 ）大阪府後期高齢者医療広域連合．元気高齢者のための健康長寿ガイドブック，特集
　　フレイルを予防しよう［運動編］　令和 5 年版．
5 ）Fried L. P., Tangen C.M., Walston J. et al. (2001) Frailty in older adults: evidence for a
　　phenotype. J. Gerontol. A. Biol. Sci. Med. Sci., 56(3): M146—156. Satake S and Arai
　　H. Geriatr Gerontol Int. 2020; 20(10): 992-993.
6 ）Ensrud K. E., Ewing S. K., Taylor B. C. et al (2008) Comparison of 2 fralty indexes for
　　prediction of falls,disability,fractures, and death in older women. Arch. Intern. Med.
　　168(4): 382-389.
7 ）吉澤裕世，田中友規，高橋　競，藤崎万裕，飯島勝矢（2019）地域在住高齢者におけ
　　る身体・文化・地域活動の重複実施とフレイルとの関係．日本公衆衛生雑誌，66(6):
　　306-316.
8 ）S. Seino, M. Nishi, H, Murayama, M. Narita, Y. Yokoyama, Y. Nofuji, Y. Taniguchi, H.
　　Amano, A. Kitamura, S. Shinkai (2017) Effects of a multifactorial intervention
　　comprising resistance exercise, nutritional and psychosocial programs on frailty and
　　functional health in community-dwelling older adults: A randomized, controlled, cross-
　　over trial. Geriatrics & Gerontology International, 17(11): 2034-2045.
9 ）Satake S and Arai H. (2020) The revised Japanese version of the Cardiovascular
　　Health Study criteria revised J-CHS criteria). Geriatr Gerontol Int. 2020; 20(10): 992-
　　993.
10）堺市．認知症を正しく知ろう！
　　https://www.city.sakai.lg.jp/kenko/fukushikaigo/koreishafukushi/dementia/rikai.html
11）厚生労働省．公表されている生活関連情報について．介護事業所・生活関連情報検索
　　「介護サービス情報公表システム」．
　　https://www.kaigokensaku.mhlw.go.jp/publish_seikatsu/

12）内閣府．現在の要介護度別にみた介護が必要となった主な原因　2健康・福祉．令和元年版高齢社会白書（全体版）．
https://www8.cao.go.jp/kourei/whitepaper/w-2019/html/zenbun/s1_2_2.html

13）堺市．めざそう！　みんなで！　健康長寿！　「あ・し・た！　体操」
https://www.city.sakai.lg.jp/kenko/fukushikaigo/koreishafukushi/kaigoyobo/ashitataisou.html

14）鈴木隆雄（2003）転倒の疫学．日本老年医学会誌，40: 85-94.

15）L. J. Melton 3rd, E. J. Atkinson, M. K. O'Connor, W. O'Fallon, B. L. Riggs (1998) Bone density and fracture risk in men. J. Bone Miner. Res. 13(12): 1915-1923.

16）L. J. Melton 3rd, E. A. Chrischilles, C. Cooper, A. W. Lane, B. L. Riggs (1992) Perspective. How many women have osteoporosis? J. Bone Miner. Res. 7(9): 1005-1010.

17）Magaziner J., E. M. Simonsick, T. M. Kashner, J. R. Hebel, J. E. Kenzora (1990) Predictors of functional recovery one year following hospital discharge for hip fracture: A prospective study. J. Gerontology, 45(3): M101-107.

18）厚生労働省．「日本人の食事摂取基準2020年版」策定検討会報告書．
https://www.mhlw.go.jp/content/10904750/000586580.pdf

19）井上愛子，新井孝子．（2005）地域に広がる「手ばかり」の無限パワー．保健師ジャーナル．61(10): 950-954.

20）文部科学省．食品成分データベース．
https://fooddb.mext.go.jp/search.html

21）厚生労働省．令和元年 国民健康・栄養調査報告．
https://www.mhlw.go.jp/stf/seisakunitsuite/bunya/kenkou_iryou/kenkou/eiyou/r1-houkoku_00002.html

22）成田美紀，北村明彦，武見ゆかり，横山友里，森田明美，新開省二（2020）地域在宅高齢者における食品摂取多様性と栄養素等摂取量，食品群別摂取量および主食・主菜・副菜を組み合わせた食事日数との関連．日本公衆衛生雑誌，67(3): 171-182.

23）熊谷修ほか．（2003）地域在宅高齢者における食品摂取の多様性と高次生活機能低下の関連．日本公衆衛生雑誌，50(12): 1117-1124.

24）熊谷修．（2011）介護されたくないなら粗食はやめなさいピンピンコロリの栄養学．講談社＋α新書．

25）菊島良介，高橋克也（2020）国民健康・栄養調査からみた食料品アクセスと栄養および食品摂取：代替・補完関係に着目して．日本公衆衛生誌，67(4): 261-271.

26）Vincent HK, Vincent KR, Lamb KM (2010) Obesity and mobility disability in the older adult. Obes Rev.11(8): 568-579.

27）日本歯科医師会　オーラルフレイル対策のための口腔体操.
https://www.jda.or.jp/oral_frail/gymnastics/

28）一般社団法人神奈川県オーラルフレイルプロジェクトチーム（2018）神奈川県歯科
医師会「オーラルフレイルハンドブック（県民向け）第1版」.

29）厚生労働省. 平成28年歯科疾患実態調査.
https://www.mhlw.go.jp/toukei/list/62-28.html

30）Y. Matsuyama, J. Aida, R. G. Watt, T. Tsuboya, S. Koyama, Y. Sato, K. Kondo, K.
Osaka. (2017) Dental status and compression of life expectancy with disability in
Japan. J. Dent Res. 96(9): 1006-1013.

31）国立がん研究センター. 最新がん統計.
https://ganjoho.jp/reg_stat/statistics/stat/summary.html

32）日本対がん協会. 日本対がん協会について.
https://www.jcancer.jp/about_japan_cancer_society

33）がん情報サービス.
https://ganjoho.jp

34）国立がん研究センター. がん検診について（がん情報サービス　一般の方へ）.
https://ganjoho.jp/public/pre_scr/screening/about_scr01.html

35）国立がん研究センター. がんの相談（がん情報サービス　一般の方へ）.
https://ganjoho.jp/public/institution/consultation/index.html

36）堺市. 堺市介護予防「あ・し・た」プロジェクト.
https://www.city.sakai.lg.jp/kenko/fukushikaigo/koreishafukushi/kaigoyobo/df_
filename_ashita.html

37）田仲智子（2021）バレエストレッチで姿勢改善. 堺サンドイッチキャンパス通信01
号.

38）American Academy of Orthopaedic Surgeons. (News) (2016) Want to improve joint
mobility, flexibility and strength? Consider ballet Orthopaedic surgeons say cross-
training is key. Oct 27, 2016, 01: 28 ET.

39）Keiko Yamada et al. (2020) The COVID-19 outbreak limits physical activities and
increases sedentary behavior: a possible secondary public health crisis for the elderly. J.
Orthop. Sci., 25(6): 1093-1094.

40）二階堂 元重（2020）コロナ自粛後の身体変化に関するアンケート調査結果—コロナ
ロコモとコロナストレス—.
https://jcoa.gr.jp/wp-content/uploads/2021/03/aftercorona-anketkekka20201110.pdf

41）M. Yamada, Y. Kimura, D. Ishiyama, Y. Otobe, M. Suzuki, S. Koyama, T. Kikuchi, H.

Kusumi, H. Arai (2020) Effect of the COVID-19 epidemic on physical activity in community-dwelling older adults in japan: a cross-sectional online survey. J. Nutr. Health Aging, 24(9): 948-950.

42）M. Yamada, Y. Kimura, D. Ishiyama, Y. Otobe, M. Suzuki, S. Koyama, T. Kikuchi, H. Kusumi, H. Arai (2020) Recovery of physical activity among older Japanese adults since the first wave of the COVID-19 pJandemic. J. Nutr. Health Aging, 24(9): 1036-1037.

43）文部科学省. 平成29年度体力・運動能力調査結果の概要及び報告書について. https://www.mext.go.jp/sports/b_menu/toukei/chousa04/tairyoku/kekka/k_detail/1409822.htm

44）スポーツ庁. 令和元年度「体力・運動能力調査」. 生活の充実度と運動習慣の関係. https://sndj-web.jp/news/001041.php

45）金　貞任, 新開省二, 熊谷　修, 藤原佳典, 吉田祐子, 天野秀紀, 鈴木隆雄. (2004) 地域中高年者の社会参加の現状とその関連要因—埼玉県鳩山町の調査から. 日本公衆衛生雑誌, 51(5): 322-334.

46）大澤理沙. (2015) 東日本大震災が市町村の要介護認定率に与えた影響. 厚生の指標, 62(3): 25-31.

47）東京消防庁. 高齢者の「ころぶ」事故の発生場所（令和2年中　救急搬送データからみる高齢者の事故—日常生活での高齢者の事故を防ぐために. https://www.tfd.metro.tokyo.lg.jp/lfe/topics/nichijou/kkhansoudeta.html

48）厚生労働省老健局. 介護保険制度の概要　令和3年5月. 厚生労働省. https://www.mhlw.go.jp/content/000801559.pdf

49）厚生労働省. 特定疾病の選定基準の考え方. https://www.mhlw.go.jp/topics/kaigo/nintei/gaiyo3.html

50）厚生労働省老人保健課. 要介護認定の仕組みと手順. 厚生労働省. https://www.mhlw.go.jp/file/05-Shingikai-11901000-Koyoukintoujidoukateikyoku-Soumuka/0000126240.pdf

51）厚生労働省. 要介護認定に係る法令　9要介護認定の有効期間について. https://www.mhlw.go.jp/stf/seisakunitsuite/bunya/hukushi_kaigo/kaigo_koureisha/nintei/gaiyo4.html

52）厚生労働省. 介護保険の解説　サービスにかかる利用料. 介護事業所・生活関連情報検索「介護サービス情報公表システム」. https://www.kaigokensaku.mhlw.go.jp/commentary/fee.html

53）厚生労働省. 「地域包括ケアシステム」事例集成〜できること探しの素材集〜.

https://www.kaigokensaku.mhlw.go.jp/chiiki-houkatsu/files/mhlw_care_system_2014.
pdf

54）公立みつぎ総合病院．故山口昇名誉院長紹介．
http://www.mitsugibyouin.com/info/honorary_director/

55）厚生労働省．介護予防・日常生活支援総合事業の基本的な考え方（基礎資料・HP用）．
https://www.mhlw.go.jp/file/06-Seisakujouhou-12300000-Roukenkyoku/0000192996.
pdf

56）厚生労働省．公表されている介護サービスについて．介護事業所・生活関連情報検索
「介護サービス情報公表システム」．
https://www.kaigokensaku.mhlw.go.jp/publish/

57）厚生労働省．どんなサービスがあるの？―居宅介護支援．公表されている介護サービ
スについて．介護事業所・生活関連情報検索「介護サービス情報公表システム」．
https://www.kaigokensaku.mhlw.go.jp/publish/group1.html

58）厚生労働省．どんなサービスがあるの？―訪問介護（ホームヘルプ）．公表されてい
る介護サービスについて．介護事業所・生活関連情報検索「介護サービス情報公表シ
ステム」．
https://www.kaigokensaku.mhlw.go.jp/publish/group2.html

59）堺市．ともにはぐくむ介護保険，令和5年版．

60）厚生労働省．どんなサービスがあるの？―訪問入浴介護．公表されている介護サービ
スについて．介護事業所・生活関連情報検索「介護サービス情報公表システム」．
https://www.kaigokensaku.mhlw.go.jp/publish/group3.html

61）厚生労働省．どんなサービスがあるの？―訪問看護．公表されている介護サービスに
ついて．介護事業所・生活関連情報検索「介護サービス情報公表システム」．
https://www.kaigokensaku.mhlw.go.jp/publish/group4.html

62）厚生労働省．どんなサービスがあるの？―訪問リハビリテーション．公表されている
介護サービスについて．介護事業所・生活関連情報検索「介護サービス情報公表シス
テム」．
https://www.kaigokensaku.mhlw.go.jp/publish/group5.html

63）厚生労働省．どんなサービスがあるの？―夜間対応型訪問介護．公表されている介護
サービスについて．介護事業所・生活関連情報検索「介護サービス情報公表システム」．
https://www.kaigokensaku.mhlw.go.jp/publish/group6.html

64）厚生労働省．どんなサービスがあるの？―定期巡回・随時対応型訪問介護看護．公表
されている介護サービスについて．介護事業所・生活関連情報検索「介護サービス情
報公表システム」．

https://www.kaigokensaku.mhlw.go.jp/publish/group23.html

65) 厚生労働省．どんなサービスがあるの？―通所介護（デイサービス）．公表されている介護サービスについて．介護事業所・生活関連情報検索「介護サービス情報公表システム」．
https://www.kaigokensaku.mhlw.go.jp/publish/group7.html

66) 厚生労働省．どんなサービスがあるの？―通所リハビリテーション（デイケア）．公表されている介護サービスについて．介護事業所・生活関連情報検索「介護サービス情報公表システム」．
https://www.kaigokensaku.mhlw.go.jp/publish/group8.html

67) 厚生労働省．どんなサービスがあるの？―地域密着型通所介護．公表されている介護サービスについて．介護事業所・生活関連情報検索「介護サービス情報公表システム」．
https://www.kaigokensaku.mhlw.go.jp/publish/group25.html

68) 厚生労働省．どんなサービスがあるの？―療養通所介護．公表されている介護サービスについて．介護事業所・生活関連情報検索「介護サービス情報公表システム」．
https://www.kaigokensaku.mhlw.go.jp/publish/group9.html

69) 厚生労働省．どんなサービスがあるの？―認知症対応型通所介護．公表されている介護サービスについて．介護事業所・生活関連情報検索「介護サービス情報公表システム」．
https://www.kaigokensaku.mhlw.go.jp/publish/group10.html

70) 厚生労働省．どんなサービスがあるの？―小規模多機能型居宅介護．公表されている介護サービスについて．介護事業所・生活関連情報検索「介護サービス情報公表システム」．
https://www.kaigokensaku.mhlw.go.jp/publish/group11.html

71) 厚生労働省．どんなサービスがあるの？―看護小規模多機能型居宅介護（複合型サービス）．公表されている介護サービスについて．介護事業所・生活関連情報検索「介護サービス情報公表システム」．
https://www.kaigokensaku.mhlw.go.jp/publish/group24.html

72) 厚生労働省．どんなサービスがあるの？―短期入所生活介護（ショートステイ）．公表されている介護サービスについて．介護事業所・生活関連情報検索「介護サービス情報公表システム」．
https://www.kaigokensaku.mhlw.go.jp/publish/group12.html

73) 厚生労働省．どんなサービスがあるの？―短期入所療養介護．公表されている介護サービスについて．介護事業所・生活関連情報検索「介護サービス情報公表システム」．
https://www.kaigokensaku.mhlw.go.jp/publish/group13.html

74) 厚生労働省．どんなサービスがあるの？―介護老人福祉施設（特別養護老人ホーム）．公表されている介護サービスについて．介護事業所・生活関連情報検索「介護サービ

107

ス情報公表システム」.

https://www.kaigokensaku.mhlw.go.jp/publish/group14.html

75）厚生労働省．どんなサービスがあるの？―介護老人保健施設（老健）．公表されている介護サービスについて．介護事業所・生活関連情報検索「介護サービス情報公表システム」．

https://www.kaigokensaku.mhlw.go.jp/publish/group15.html

76）厚生労働省．どんなサービスがあるの？―介護療養型医療施設．公表されている介護サービスについて．介護事業所・生活関連情報検索「介護サービス情報公表システム」．
https://www.kaigokensaku.mhlw.go.jp/publish/group16.html

77）厚生労働省．どんなサービスがあるの？―特定施設入居者生活介護．公表されている介護サービスについて．介護事業所・生活関連情報検索「介護サービス情報公表システム」．

https://www.kaigokensaku.mhlw.go.jp/publish/group17.html

78）堺市．高齢者保健福祉．

https://www.city.sakai.lg.jp/kenko/fukushikaigo/koreishafukushi/guidebook-syoukai.html

79）厚生労働省．養護老人ホーム，軽費老人ホーム．

https://www.mhlw.go.jp/content/12201000/000656699.pdf

80）厚生労働省．どんなサービスがあるの？―サービス付き高齢者向け住宅について．介護事業所・生活関連情報検索「介護サービス情報公表システム」

https://www.kaigokensaku.mhlw.go.jp/publish_sumai/

81）厚生労働省．どんなサービスがあるの？―介護医療院．公表されている介護サービスについて．介護事業所・生活関連情報検索「介護サービス情報公表システム」．
https://www.kaigokensaku.mhlw.go.jp/publish/group26.html

82）厚生労働省．どんなサービスがあるの？―認知症対応型共同生活介護（グループホーム）．公表されている介護サービスについて．介護事業所・生活関連情報検索「介護サービス情報公表システム」．

https://www.kaigokensaku.mhlw.go.jp/publish/group18.html

83）厚生労働省．どんなサービスがあるの？―地域密着型介護老人福祉施設入所者生活介護（地域密着型特別養護老人ホーム）．公表されている介護サービスについて．介護事業所・生活関連情報検索「介護サービス情報公表システム」．
https://www.kaigokensaku.mhlw.go.jp/publish/group19.html

84）厚生労働省．どんなサービスがあるの？―地域密着型特定施設入居者生活介護．公表されている介護サービスについて．介護事業所・生活関連情報検索「介護サービス情

108

報公表システム」.
https://www.kaigokensaku.mhlw.go.jp/publish/group20.html

85）厚生労働省．どんなサービスがあるの？―福祉用具貸与．公表されている介護サービスについて．介護事業所・生活関連情報検索「介護サービス情報公表システム」.
https://www.kaigokensaku.mhlw.go.jp/publish/group21.html

86）厚生労働省．どんなサービスがあるの？―特定福祉用具販売．公表されている介護サービスについて．介護事業所・生活関連情報検索「介護サービス情報公表システム」.
https://www.kaigokensaku.mhlw.go.jp/publish/group22.html

87）厚生労働省．介護保険における住宅改修.
https://www.mhlw.go.jp/general/seido/toukatsu/suishin/dl/07.pdf

88）橋中今日子（2017）がんばらない介護．ダイヤモンド社．

89）日本赤十字社編（2012）健康生活支援講習（テキスト）.

90）総務省統計局（2017）平成29年就業構造基本調査リーフレット.
https://www.stat.go.jp/data/shugyou/2017/pdf/shuchi.pdf

91）厚生労働省．介護休業制度.
https://www.mhlw.go.jp/seisakunitsuite/bunya/koyou_roudou/koyoukintou/ryouritsu/kaigo/

92）日本ユマニチュード学会．ユマニチュードとは　人間らしさを尊重したケアを共に社会へ.
https://jhuma.org/humanitude/

93）厚生労働省．特別養護老人ホームの入所申込者の状況（令和4年度）.
https://www.mhlw.go.jp/content/12304250/001029178.pdf

用語解説

アルブミン（あるぶみん）

血液中に含まれるたんぱく質の一種で，たんぱく質の栄養状態を評価する指標です．4.0 g/dL を下回ると，栄養不足の恐れがあります．

薄型紙パンツ（うすがたかみぱんつ）

少量の尿漏れ対策に便利です．会議，ゴルフ，旅行，検査の時などに重宝します．

栄養指導（えいようしどう）

食事の問題や疾患などに合わせ，食事内容や量，食材の選び方，調理法などの指導をしてもらえます．一般の人は，栄養士の指導が保険センター（保健所）で受けられます．療養中の人は医師の指示のもと，病院栄養士の指導が病院で受けられます．

栄養成分表（えいようせいぶんひょう）

給食事業などに使われる文部科学省の定める日本食品標準成分表が基本です．この表を元に事業者などが，食品の外装などにカロリー，タンパク質などの量を表示しています．見落とさないで活用しましょう．

エイジレスバレエ（えいじれすばれえ）

3つの要素から構成されているシニアでもできる運動です．1）音楽を聴きながらリラックスしストレッチをします．2）バレエの体幹トレーニングで姿勢をよくします．3）音楽にあわせて，バランス感覚を養うステップを踏みます．堺市の介護予防「あ・し・た」プロジェクトに採用されています．

オーラルフレイル（おーらるふれいる）

加齢により口腔機能が低下してきた状態です．噛む機能や飲み込む機能の低下，滑舌の低下，食べこぼしが増えるといった問題が起こります．

介護保険制度（かいごほけんせいど）

介護や支援が必要な人に，介護などにかかる費用の一部を給付する保険制度です．介護保険法に基づいて運用されており，被保険者，保険者と市区町村が保険を分担しています．

介護予防体操動画（かいごよぼうたいそうどうが）

高齢者の介護予防のために構成された体操動画です．厚生労働省の「地域がいきいき集まろう！　通いの場のご当地体操動画」をはじめ，民間の体操動画もあります．

介護休業（かいごきゅうぎょう）

２週間以上の長期的な介護のための休暇で，対象家族１人につき93日まで休めます．介護休業給付金があります．

介護休暇（かいごきゅうか）

突発的に発生した家族の介護や世話（買い物や通院の付き添い，書類手続きなど）を理由に，休暇をとれる制度です．対象家族１人につき１年当たり５日まで休めます．介護休暇給付金はありません．

家族介護者健康管理（かぞくかいごしゃけんこうかんり）

家族介護の期間が長期にわたると，介護疲れ，介護鬱になる人が多くみられます．リフレッシュする時間を持ち，家族介護者の健康管理が大事です．家族介護者への支援制度も始まっています．

家庭内転倒防止（かていないてんとうぼうし）

室内に余計な物を置かないようにし，スリッパ，サンダル，滑りやすい靴下ははかないようにしましょう．階段，段差のある場所は手すりなどをつけ，歩く場所は明るくします．足腰の筋肉運動をできる範囲で気長に行います．

がん検診（がんけんしん）

がんを早期発見し，適切な治療を行うことでがんによる死亡率を減らすための制度です．日本では胃がん検診，子宮頸がん検診，肺がん健診，乳がん検診，大腸がん検診の５種類が推奨されています．

がん相談支援センター（がんそうだんしえんせんたー）

がんの診断，治療，その後の療養生活，社会復帰など，生活全般にわたって，無料で相談できるところです．全国のがん診療連携拠点病院，小児がん拠点病院，地域がん診療病院に設置されています．がん専門看護師，ソーシャルワーカーが対応します．面談と電話応対があります．

期待余命（きたいよめい）

ある年齢における平均的な（統計的に期待される）余命で，ある年齢と期待余命を合わせた寿命は，いわゆる平均寿命より長くなります．

ケアプラン（けあぷらん）

要介護者が介護サービスを利用するとき，本人の希望や必要性と，利用限度額や回数に基づいて作成される介護計画案です．

健康寿命（けんこうじゅみょう）

日常生活が制限されることなく健康に生活できる期間のことです．

検診（けんしん）

特定の病気にかかっているかどうかを知るために，診察や検査をすることです．一般的な健康状態を調べる健診（健康診断）とは区別されています．

高額介護サービス費（こうがくかいごさーびすひ）

介護保険のサービスを利用した月の利用者負担合計額が，一定の額を超えたときに，申請により払い戻されます．2年以内に自治体へ申請する必要があります．

高齢者（こうれいしゃ）

WHO（世界保健機構）は65歳以上の人を高齢者とし，日本（厚生労働省）では65-74歳までの人を前期高齢者，75歳以上の人を後期高齢者と呼びます．

骨粗鬆症（こつそしょうしょう）

骨量が減って骨が弱くなり，骨折しやすくなる病気で高齢者に多いです．

褥瘡（じょくそう）

寝たきりなどにより，体重で圧迫されている部位の血流が悪くなることで，皮膚の一部が赤くただれ，傷ができてしまうことです．床ずれともいわれます．

食料品アクセス困難者（しょくりょうひんあくせすこんなんしゃ）

自宅から食料品を扱う店舗まで500 m以上離れており，自動車を持たない人をアクセス困難者といいます．65歳以上の高齢者が多いようです．炭水化物摂取量が多い反面，野菜，タンパク質の摂取量が少なくなりやすく，栄養バランスがよくない傾向があります．

唾液腺（だえきせん）
耳下腺，舌下腺，顎下腺があります．それぞれを顔面から刺激するようなマッサージで唾液が出やすくなります．

手ばかり栄養法（てばかりえいようほう）
一般的に背の高い人は手も大きく，背の低い人は手も小さい傾向にあります．手の大きさに合った量が自分の食事量の目安になります．片手の手の平，両手1杯などを目安として量ることを「手ばかり」と呼んでいます．

特定健診（とくていけんしん）・特定健康診査（とくていけんこうしんさ）
40～74歳の人が対象で，とくにメタボリックシンドロームに注目し，糖尿病など生活習慣病予防のための保健指導を必要とする人を抽出するために行われている健診です．

地域包括ケアシステム（ちいきほうかつけあしすてむ）
地域の特性に応じてケアシステムを作り上げていく制度で，住居，医療，介護，予防，生活支援の5つの要素からなっています．このサービスを自宅から30分程度の日常生活圏域で提供することを目指しています．地域包括ケアシステムの大きな特徴は，高齢者に社会参加を促したり，地域における役割を担ってもらったりして，介護予防を充実してもらうことです．

地域包括支援センター（ちいきほうかつしえんせんたー）
市区町村が設置主体となり，住民の健康，生活の安定のための必要な援助を行い，地域の住民を包括的に支援するための窓口（高齢者総合相談窓口）です．

日常生活動作（にちじょうせいかつどうさ）
①基本的日常生活動作（きほんてきにちじょうせいかつどうさ）
ADL（Activities of Daily Living）
食事・更衣・移動・排泄・整容（洗顔，着替え，歯みがき，ひげ剃りなどの身だしなみを整えること）・入浴など生活に不可欠な基本的行動を指します．

②手段的日常生活動作（しゅだんてきにちじょうせいかつどうさ）
IADL（Instrumental Activities of Daily Living）
料理，洗濯，買い物，掃除，服薬管理，金銭管理など，道具を使うなどやや複雑な日常的な動作を指します．

8020運動（はちまるにいまるうんどう）

80歳で自分の歯を20本以上残すことを目指す国民運動です．日本国内における国民的健康増進運動としては，最も成功した運動といわれています．

福祉用具貸与（ふくしようぐたいよ）

日常生活の便宜を図り，家族の介護の負担軽減などを目的として，13種類の福祉用具（本文に前述）をレンタルします．自己負担の費用は1割〜3割です．

特定福祉用具販売（とくていふくしようぐはんばい）

日常生活の便宜を図り，家族の介護の負担軽減などを目的として，6種類の福祉用具（本文に前述）を販売します．いったん全額を支払った後，費用の7割から9割が介護保険から払い戻されます．（償還払い）

パタカラ体操（ぱたからたいそう）

嚥下機能回復のための口腔の運動です．パ・タ・カ・ラと区切って大きく口を動かして発声することで，口腔機能を高めます．

BMI（びーえむあい）

肥満・やせを評価する指標です．BMI＝体重（kg）÷｛（身長（m）× 身長（m）｝の式で算出できます．高齢者は，20以下が低栄養傾向とされます．

フレイル（ふれいる）

「健康」と「要支援，要介護」の状態の中間的な段階です．

平均寿命（へいきんじゅみょう）

0歳（誕生時）の期待余命です．年齢ごとの死亡（生き残り）率から求めることができます．いわゆる寿命が延びたり乳幼児死亡率が低くなると，平均寿命は長くなります．

ボディーメカニクス（ぼでぃーめかにくす）

最小限の力で介護をするための介護技術です．てこの原理を介護者や要介護者の姿勢や動作に利用する技術です．最小の力で最大の効果を得ることができ，介護者の負担を減らせるので，腰などが楽になります．

ユニバーサルデザイン（ゆにばーさるでざいん）

障害者も健常者と同じように使用できるように考案された設計は，ユニバーサルデザインと呼ばれます．建築物，日用品，衣類などにデザインされています．その中には健常者にもよく使用されているものもあります．

要介護認定（ようかいごにんてい）

介護保険サービスを利用するために，介護がどれくらい必要な状態であるかという判定を受けなければなりません．要介護の度合いを表したのが要介護度です．「自立」，「要支援1，2」，「要介護1〜5」といった区分があります．

索引

著者紹介

谷田泰枝（たにだ やすえ）

甲南大学大学院修士課程修了（分子生物学）
大阪市立大学医学部大学院医学研究科博士課程修了（病理系細菌学）
医学博士，国立泉北病院付属看護学校講師，梅花女子大学講師

著書 『新版 女性と生命』（東海大学出版部）

シニアと健康

2024年6月1日 第1版第1刷発行

著 著	谷田泰枝
発行者	原田邦彦
発行所	東海教育研究所
	〒160-0022 東京都新宿区新宿1-9-5 新宿御苑さくらビル
	TEL：03-6380-0490 FAX：03-6380-0499
	URL：http://www.tokaiedu.co.jp/bosei/
印刷・製本	株式会社眞興社